개정판

요약집 **생약학 · 한약제제학**

한국생약학교수협의회 저

개정판 요약집 생약학·한약제제학

초판 발행 2014년 9월 22일
개정판 발행 2016년 11월 22일

지은이 한국생약학교수협의회
펴낸이 최국주
펴낸곳 동명사
출판등록 1950년 11월 1일(제1-76호)
주소 (우 10881) 경기도 파주시 회동길 50(문발동)
전화 031-955-7200(대표)~2, 7203(편집부), 7204(물류)
팩스 031-955-7205
전자우편 webmaster@dmsbook.com
홈페이지 www.dmsbook.com

ISBN 978-89-411-8168-2 93510
값 15,000원

東明社

CONTENTS

제1편 천연물화학

제1장 생약의 성분 6

제2편 생약학

제1장 근류 생약 38

제2장 근경류 생약 57

제3장 종자류 생약 69

제4장 과실류 생약 77

제5장 전초류 생약 86

제6장 엽류 생약 94

제7장 피류 생약 100

제8장 화류 생약 106

제9장 목류 생약 112

제10장 수지류, 엑스류, 유액류 생약 114

제11장 은화식물류 생약 117

제12장 동물류 생약 120

제13장 유지류 생약 123

CONTENTS

제3편 한약제제학

제1장 총론(總論) 126

제2장 본초학(本草學) 134

제3장 방제학(方劑學) 151

제1편

천연물화학

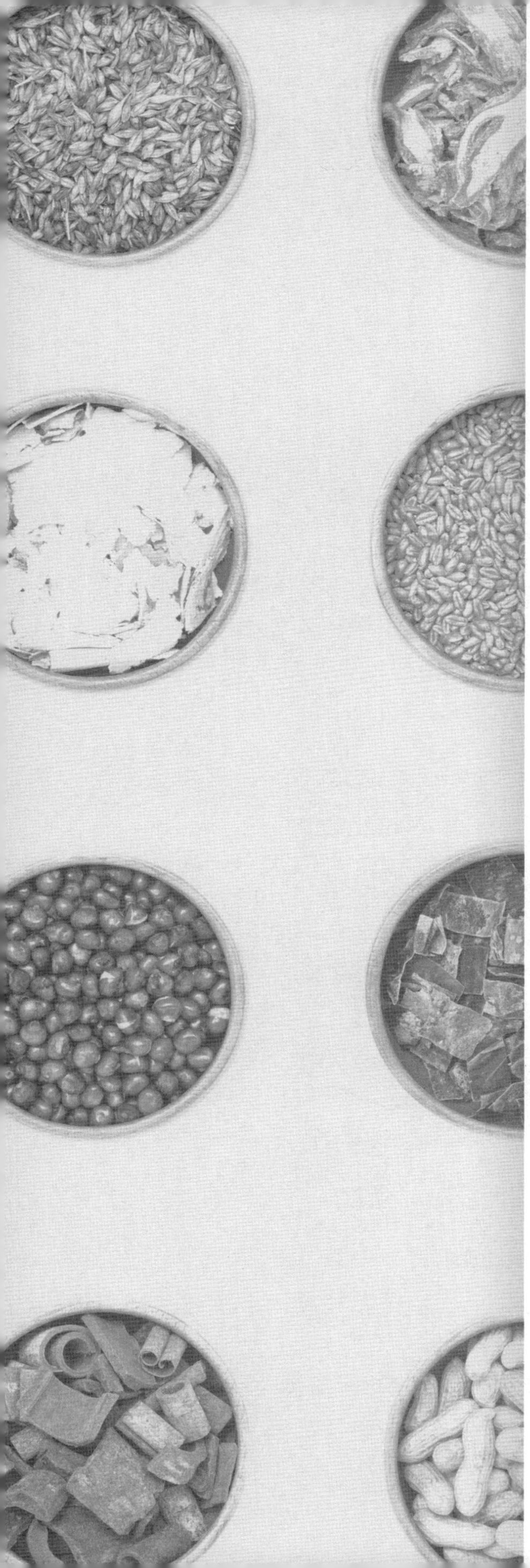

제1장 생약의 성분

제1장 생약의 성분

제1절 생약성분의 생합성

1. 1차대사산물과 2차대사산물

- 1차대사산물(primary metabolite) : 당, 지질, 단백질, chlorophyll 등과 같이 거의 모든 식물에서 얻어지며, 식물의 생활에 필수적인 역할을 함.
- 2차대사산물(secondary metabolite) : alkaloid, terpenoid 등과 같이 한정된 종의 생물에서 생산되며, 활발한 대사활동을 나타내지 않고 환경조건에 따라서는 생산되지 않기도 하는 물질로 다양하고 복잡한 구조를 지니고 있으며 의약품개발에 이용됨.

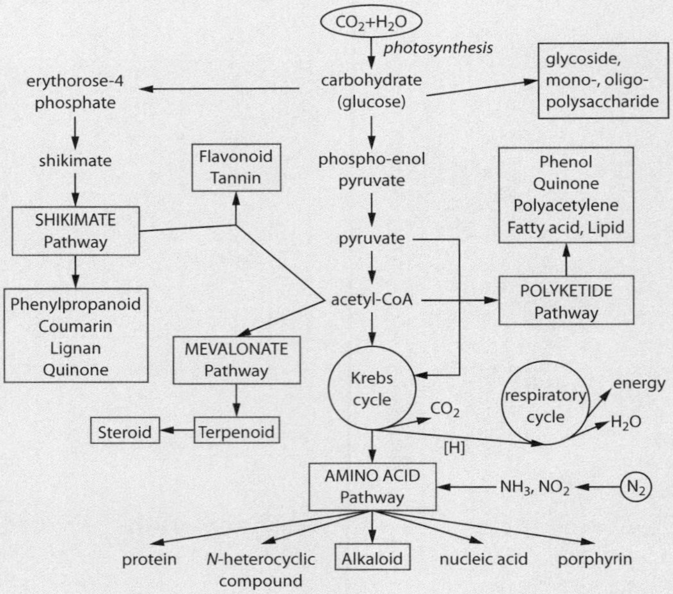

식물 대사산물의 상호 연관성

2. 생약성분 생합성의 building block

- C_1 : L-methionine의 *S*-methyl기에 의해 생성되는 가장 단순한 단위구조, 예) methoxy($-OCH_3$)

또는 methylenedioxy기(-OCH_2O-)

- C_2 : Acetyl CoA에 의해 생성, 반응성이 높은 malonyl CoA로 먼저 합성된 후 긴 탄소사슬의 생합성에 이용
- C_5 : branched chain구조를 가지는 C_5 isoprene 단위는 mevalonate 또는 methylerythritol phosphate에서 유래됨. mevalonate는 3개의 acetyl CoA결합에 의해 생성되며, methylerythritol phosphate는 straight-chain 당 유도체인 deoxyxylulose로부터 골격을 재구성 하여 isoprene을 생성
- C_6C_3 : phenylpropyl기로 주로 존재하는 이 단위는 shikimate 경로에서 유래하는 2개의 방향족 아미노산인 L-phenylalanine과 L-tyrosine의 탄소 골격에서 아미노기가 제거되어 생성, C_3 가지 사슬은 포화되었거나 포화되지 않을 수도 있고, 산화된 경우도 있음. 가지의 탄소가 탈락되어 C_6C_2 또는 C_6C_1 형태의 골격도 생성됨.
- C_6C_2N : L-phenylalanine이나 L-tyrosine에서 카르복실기가 제거되어 생성
- Indole C_2N : 방향족 아미노산인 L-tryptophan에서 카르복실기가 제거되어 생성
- C_4N : 비단백성 아미노산인 L-ornithine에서 만들어지며 5원환의 pyrrolidine환을 생성, α-아미노 질소와 카르복실기는 제거됨.
- C_5N : C_4N과 같은 방식으로 L-lysine을 전구체로 생성되며 6원환의 piperidine환을 생성

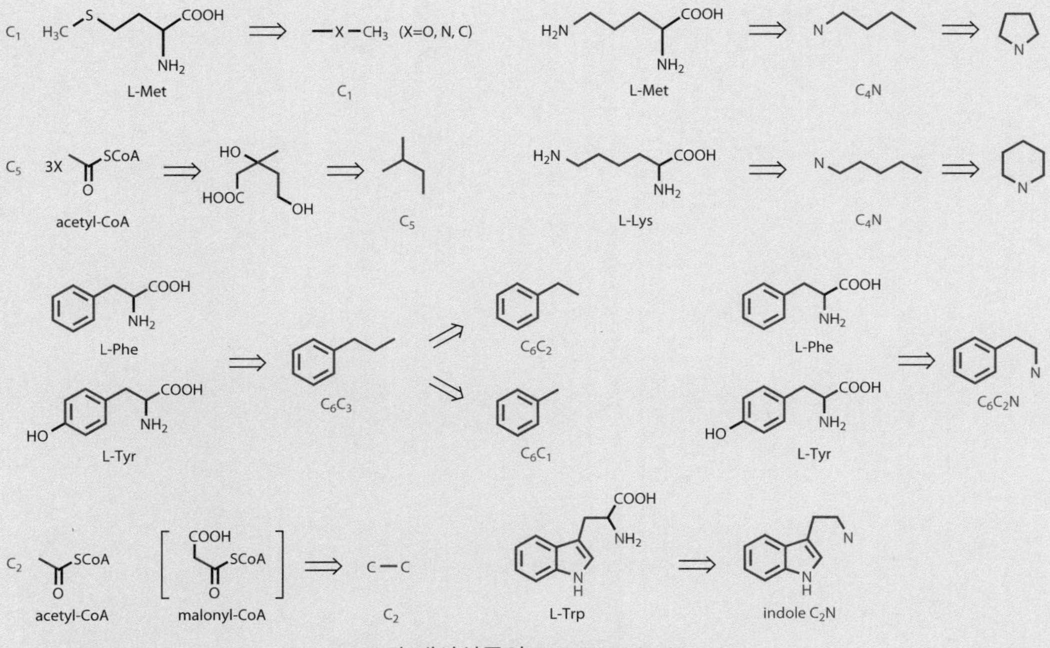

2차 대사산물의 building block

3. 생약성분의 생합성

(1) **Isoprenoid 경로** : terpenoid, steroid, carotenoid

(2) **Shikimate 경로** : phenylpropanoid, coumarin, lignan

(3) **Polyketide 경로(Acetate-malonate 경로)** : fatty acid, lipid, 수지배당체, polyacetylene, phthalide계 화합물, phloroglucinol유도체, quinone계 화합물, chromone 화합물, isocoumarin, cannabinoid

(4) **Amino acid 경로** : alkaloid, capsaicinoid

4. Isoprenoid 경로 화합물

- Terpenoid와 steroid 생합성 경로 : Terpenoid는 isoprene단위(isoprene unit, C_5)에서 유래하는 화합물군으로 monoterpene(C_{10}), sesquiterpene(C_{15}), diterpene(C_{20}), sesterterpene(C_{25}), triterpene(C_{30}), tetraterpene(C_{40})으로 분류됨. Isoprene단위는 mevalonic acid(MVA) 및 2-*C*-methyl-D-erythritol 4-phosphate(methylerythritol phosphate; MEP) 경로를 통하여 생성됨.

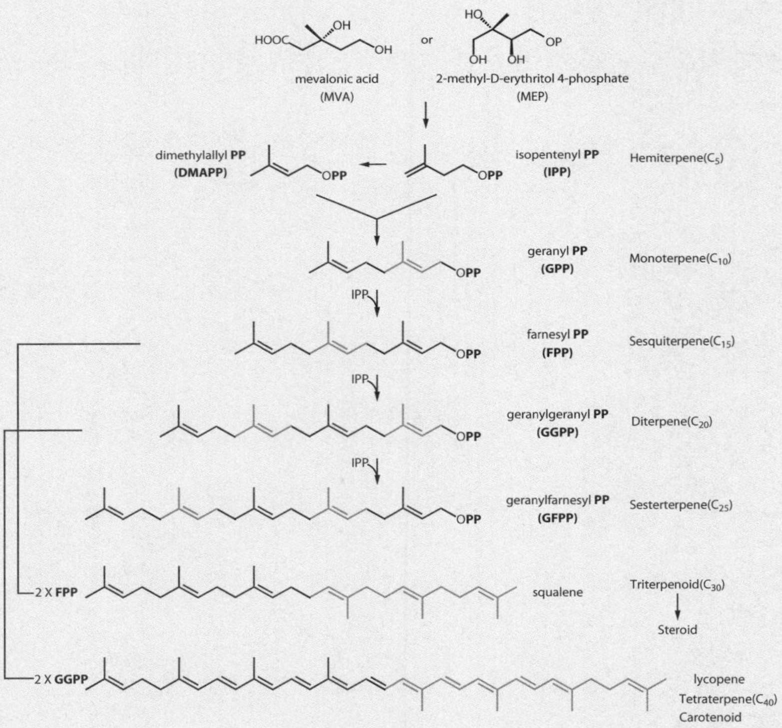

Terpenoid의 생합성

4-1. Monoterpenoid

(1) Geranyl pyrophosphate(GPP)를 전구체로 유도되는 C_{10}의 화합물

(2) 대표적인 골격명칭 : geraniol, limonene, menthol, thymol, camphor, α-pinene

(3) Pyrethrinoid(제충국) : 살충제, 곤충기피제, 변형 monoterpene(irregular monoterpene)

(4) 배당체 형태 : paeoniflorin(작약, 목단피)

(5) Iridoid 배당체 : catalpol(지황), geniposide(치자), catalposide(자실)

(6) Secoiridoid 배당체 : gentiopicroside(용담, 겐티아나근), swertiamarin(당약)-고미건위 작용

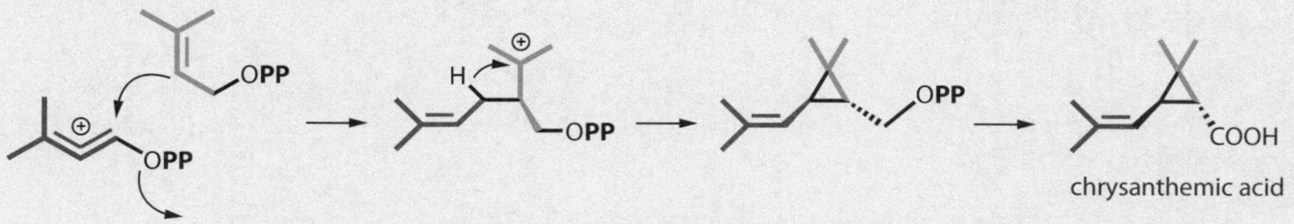

chrysanthemic acid

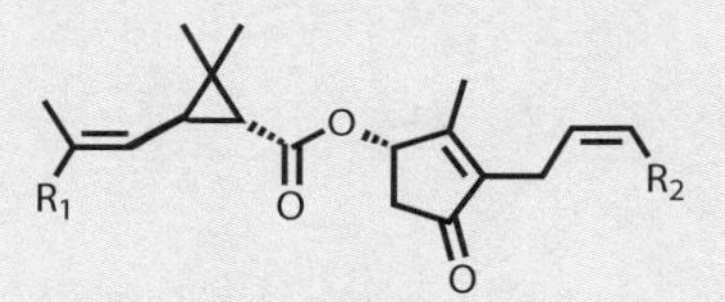

pyrethrin I, R_1=CH_3, R_2=CH=CH_2
pyrethrin II, R_1=$COOCH_3$, R_2=CH=CH_2

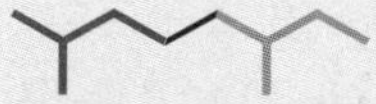

cf. regular monoterpene skeleton

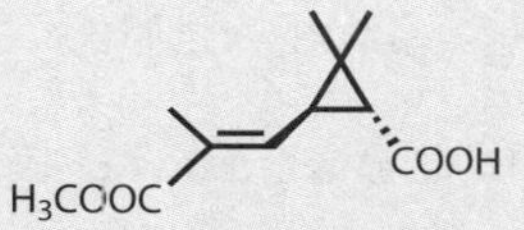

pyrethric acid

4-2. Sesquiterpenoid

(1) Farnesyl pyrophosphate(FPP)를 전구체로 유도되는 C_{15}의 화합물로 terpene 중 가장 다양한 구조를 가짐

(2) 대표적인 골격명칭 : germacrane, eudesmane, guaiane, elemane, humulane, cadinane

(3) Atractylon(백출, 창출), absinthin(애엽), santonin(시나화-구충 효과), artemisinin(개똥쑥-항말라리아 효과), gossypol(목화-남성피임약), costunolide(germacrane형의 sesquiterpene lactone을 가지는 화합물-항종양 작용)

※ α-exomethylene-γ-lactone 구조를 가지는 화합물은 항종양성과 관련이 있는 것으로 밝혀짐

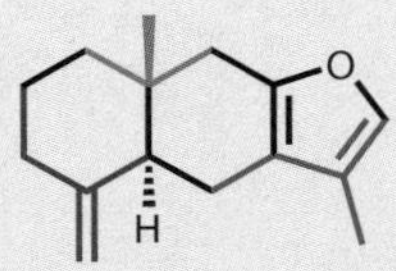

atractylon

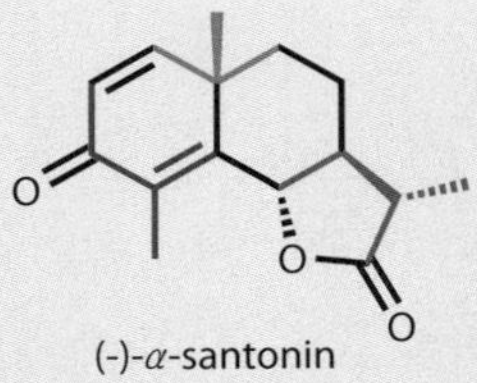

(-)-α-santonin

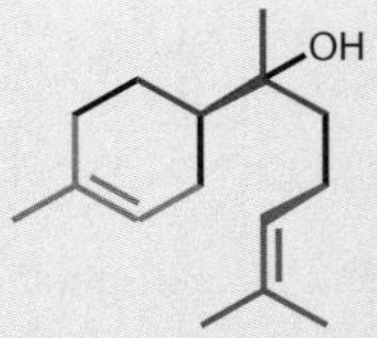

bisabolol

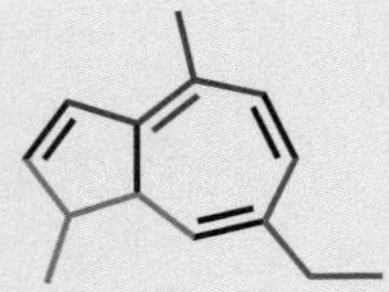

chamazulene

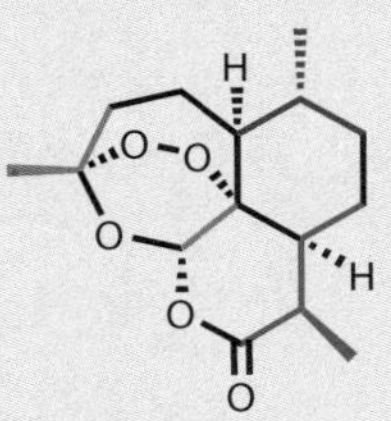

artemisinin

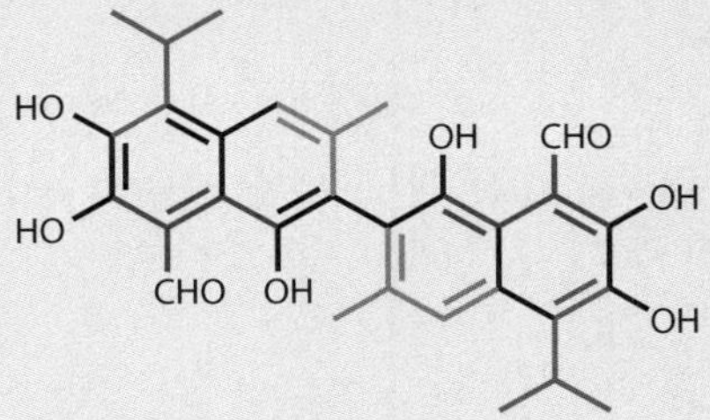

gossypol

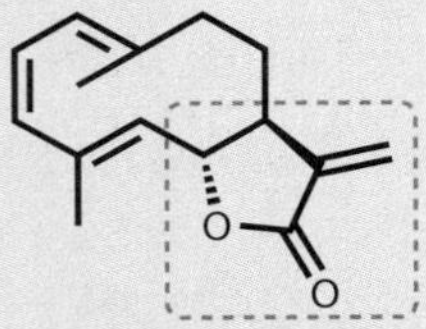

α-exomethylene-γ-lactone

costunolide

4-3. Diterpenoid

(1) Geranylgeranyl pyrophosphate(GGPP)를 전구체로 유도되는 C_{20}의 화합물

(2) 대표적인 골격명칭 : abietane, pimarane, kaurane, taxane

(3) Aconitine(부자-diterpene alkaloid, 맹독성 물질), paclitaxel(주목-diterpene alkaloid, 항종양작용), phorbol ester(파두-발암물질), stevioside(스테비아, 감미물질), ginkgolide(은행잎, 혈소판 활성화 인자 억제)

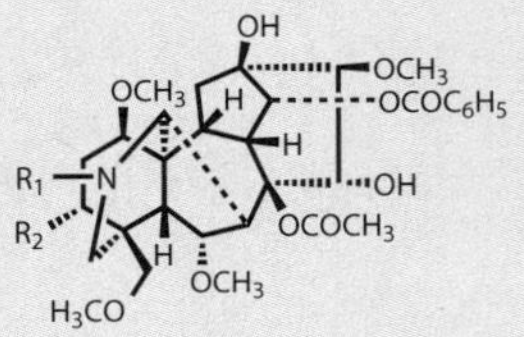

aconitine, $R_1=C_2H_5$, $R_2=OH$
mesaconitine, $R_1=CH_3$, $R_2=OH$
hypaconitine, $R_1=CH_3$, $R_2=H$

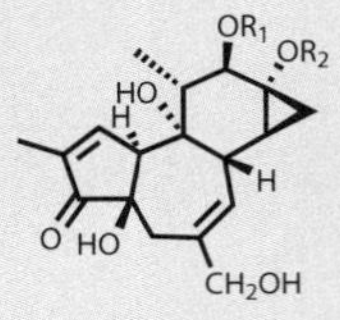

phorbol ester A_1, R_1=myristyl, R_2=acetyl
phorbol ester A_2, R_1=caproyl, R_2=acetyl

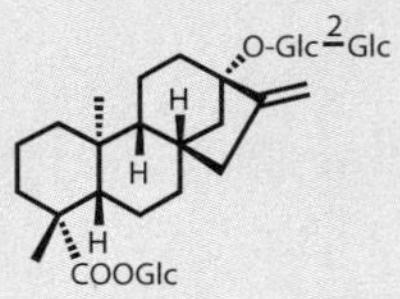

stevioside

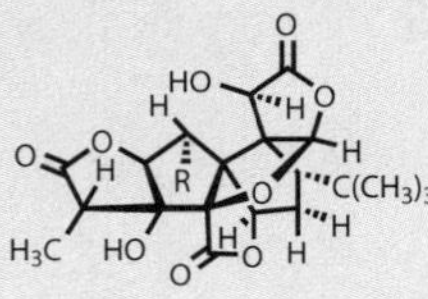

ginkgolide A, R=H
ginkgolide B, R=OH

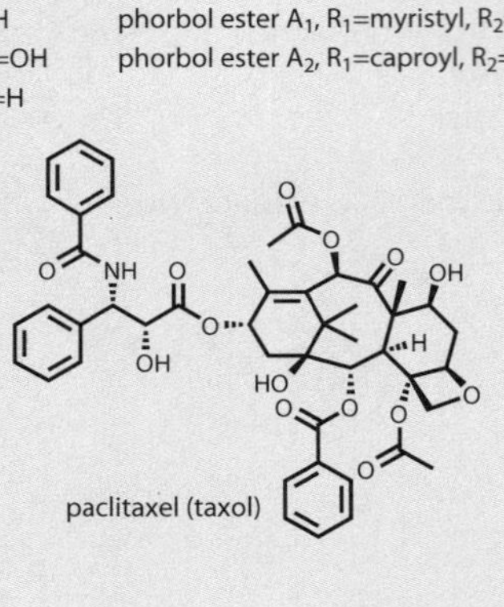

paclitaxel (taxol)

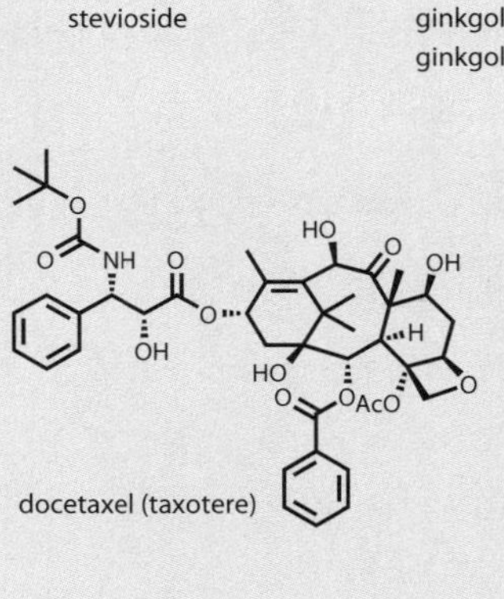

docetaxel (taxotere)

4-4. Triterpenoid

(1) Squalene으로부터 생합성되는 C_{30}의 지방족 다환상 terpene

(2) Tetracyclic triterpene 골격명 : dammarane, euphane, lanostane, cucurbitane

(3) Pentacyclic triterpene 골격명 : oleanane, ursane

4-4-1. Triterpene계 saponin

(1) Saponin : 식물성분 중에서 그 수용액을 진탕할 때 지속성의 미세한 거품을 일으키는 계면활성물질-용혈성, 어독성이며 sterol과 난용성 복합체를 형성, 거담, 진해의 용도로 사용됨.

(2) 골격

① Dammarane 골격 : ginsenoside(인삼)

② Oleanane 골격 : glycyrrhizin(감초), platycodin(길경), soyasaponin(대두), akeboside(목통), saikosaponin(시호), senegin(세네가), onjisaponin(원지)

③ Ursane 골격 : asiaticoside(병풀)

④ Prostane골격 : alisol(택사)

⑤ Lanostane 골격 : lanosterol(라놀린)

⑥ Cycloartane 골격 : cimicifugoside(승마), astragaloside(황기)

⑦ Cucurbitane 골격 : cucurbitacin(괄루근)

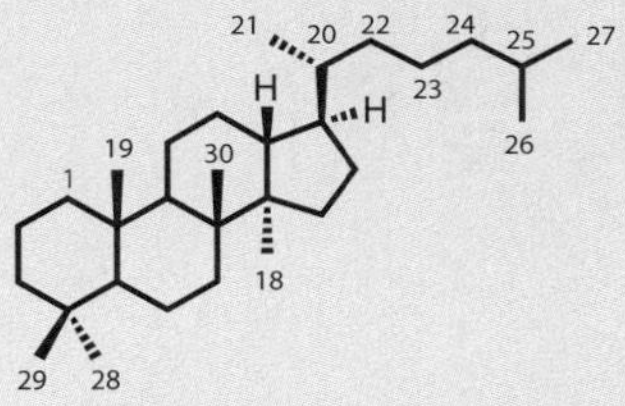

dammarane

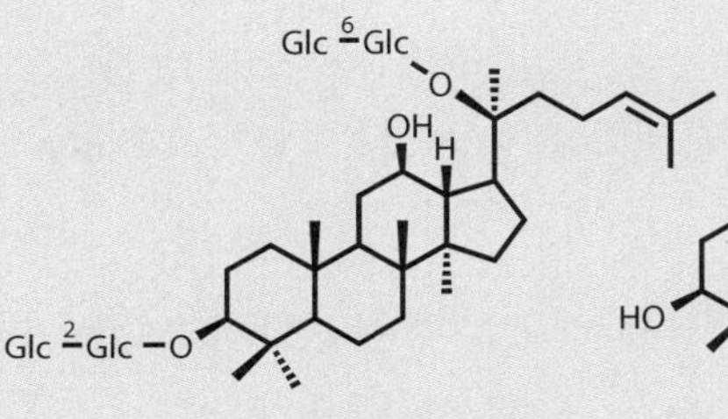

ginsenoside Rb_1
20(*S*)-protopanaxadiol

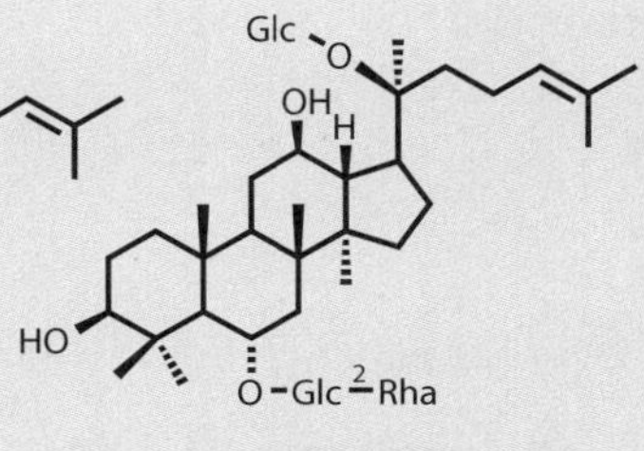

ginsenoside Re
20(*S*)-protopanaxatriol

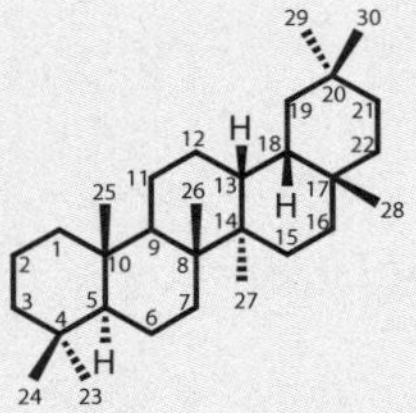

oleanane

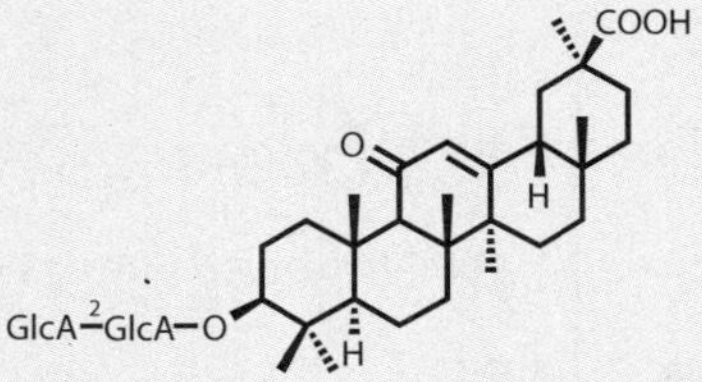

glycyrrhizin

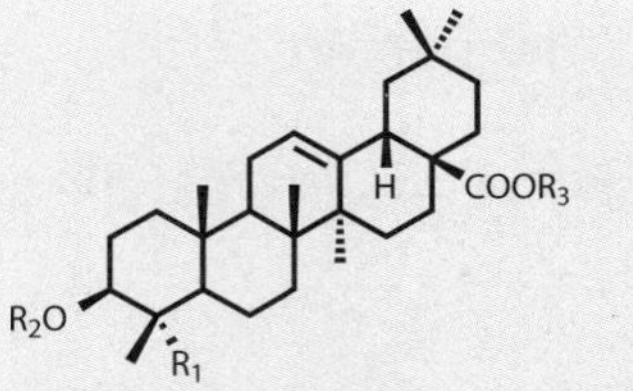

	R_1	R_2	R_3
akeboside St_e	CH_3	Rha-Glc-Ara-	H
akeboside St_j	CH_3	Rha-Glc-Ara-	Rha-Glc-Glc-

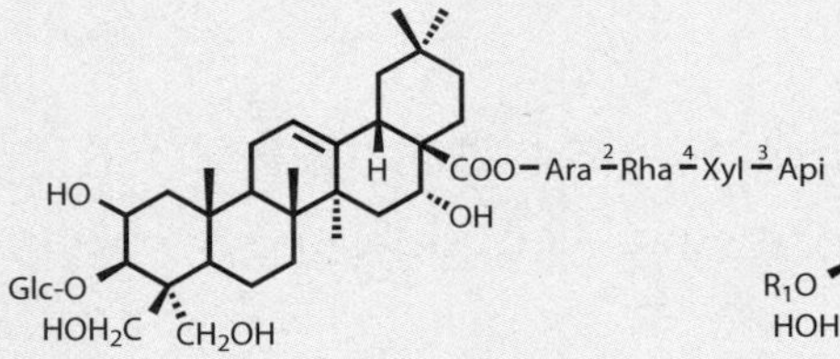

platycodin D

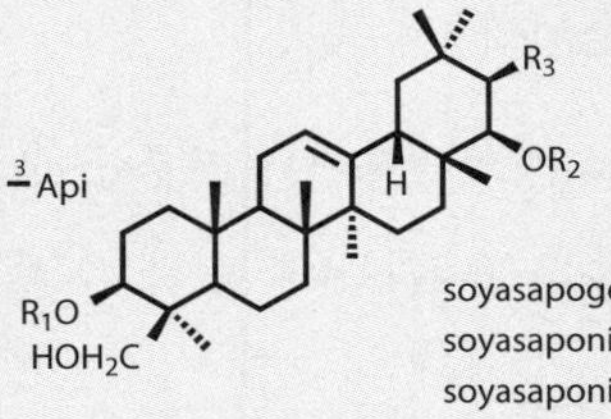

soyasapogenol A, R_1=H, R_2=H, R_3=H
soyasaponin I, R_1=GlcA$\underline{2}$Glc$\underline{2}$Rha, R_2=H, R_3=H
soyasaponin II, R_1=GlcA$\underline{2}$Ara(p)$\underline{2}$Rha, R_2=H, R_3=H
soyasaponin III, R_1=GlcA$\underline{2}$Gla, R_2=H, R_3=H

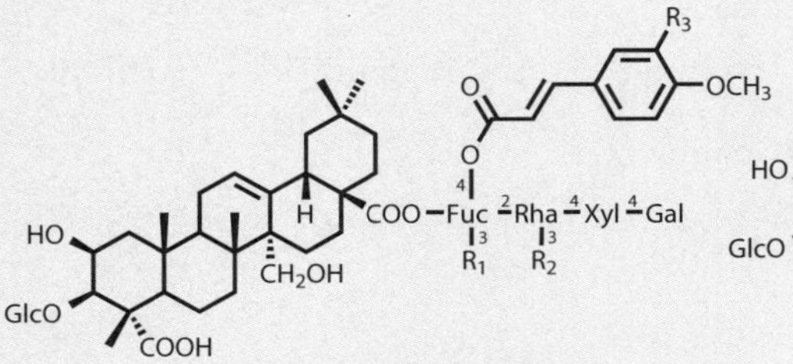

senegin II, R_1=H, R_2=H, R_3=OCH_3
senegin III, R_1=Rha, R_2=H, R_3=H

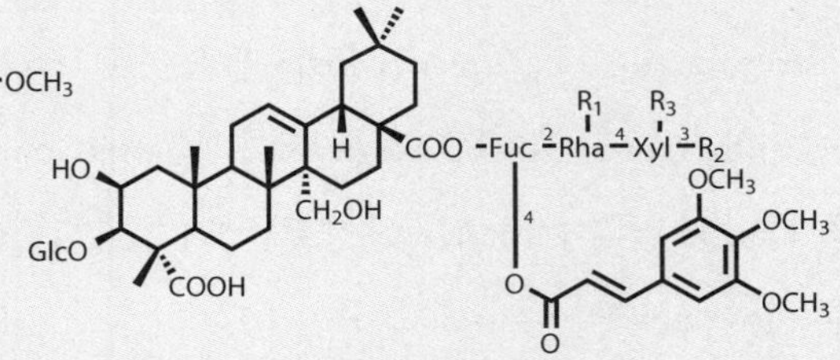

onjisaponin F, R_1=Api, R_2=Ara, R_3=H
onjisaponin G, R_1=Api, R_2=H, R_3=H

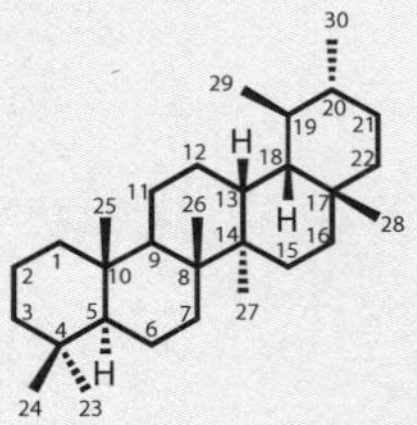

ursane

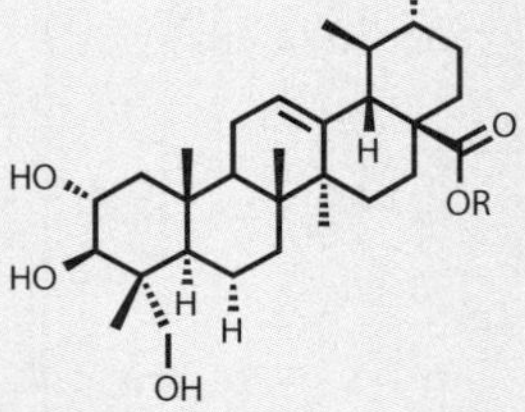

asiatic acid, R=H
asiaticoside, R=Glc$\underline{6}$Glc$\underline{4}$Rha

4-4-2. 변형 triterpenoid

(1) Triterpene 중에서 측쇄가 산화적으로 분해되어 생성되는 화합물로 limonoid와 quassinoid가 대표적임

(2) Limonoid : 황백의 obakunone과 운향과(Rutaceae) 식물에 존재하는 limonin 등

(3) Quassinoid : 고목의 quassin, nigakilactone A 등

(4) 매우 쓴맛을 내며 고미건위제로 이용

4-5. Steroid

(1) Cyclopentanoperhydrophenanthrene 골격을 갖고 있거나, 생합성적으로 이것으로부터 유래된 화합물의 총칭

(2) 기본골격 : cholestane, estrane, androstane, pregnane, ergostane, stigmastane, spirostane, cardenolide, bufadiennolide

4-5-1. Steroid계 saponin

(1) Steroid계 saponin 중 cholestane 골격의 C-22와 C-16 및 C-22와 C-26번 탄소가 각각 산소원자를 사이에 두고 spiroketal형으로 폐환하여 E환과 F환을 생성한 형태를 spirostane이라 하며, 대부분 배당체로 존재하므로 steroid sponin이라 함. C-26위치의 수산기에 glucose가 결합되어 F환이 열린 상태의 furostane형도 존재하는데, 당이 가수분해 되면 spirostane형이 됨.

(2) 구성당의 수가 증가함에 따라 기포성, 용혈작용, 어독성, cholesterol과의 침전반응, 항진균작용 등의 steroid saponin의 특성을 나타냄.

(3) 종류 : digitonin(디기탈리스), dioscin(산약), timosaponin A-I(지모), ophiopogonin D(맥문동)

(4) Dioscin : aglycone인 diosgenin은 steroid hormone 제조의 원료로 쓰임.

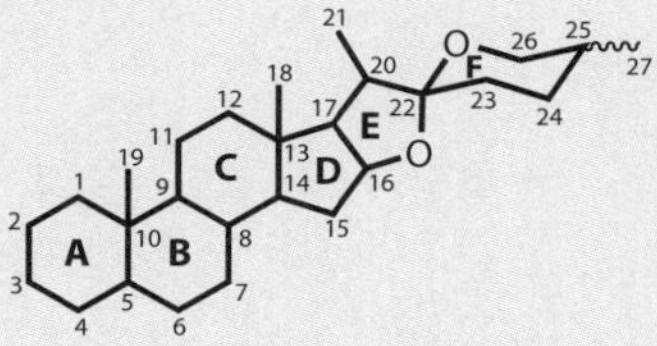

Spirostane

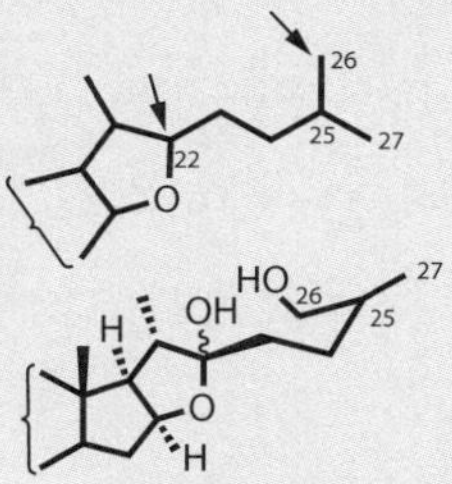

Furostane

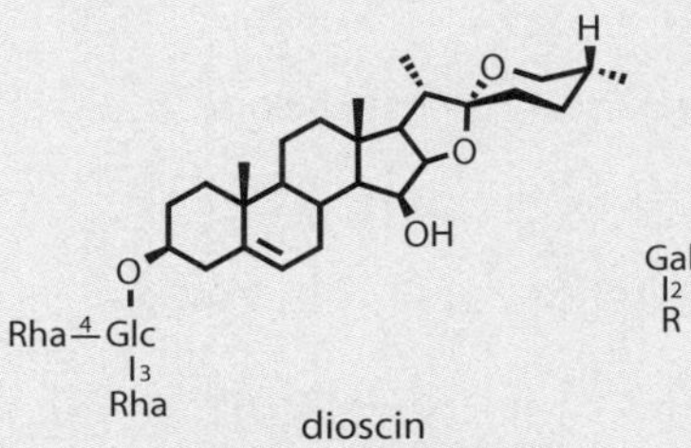

dioscin
(aglycone : diosgenin)

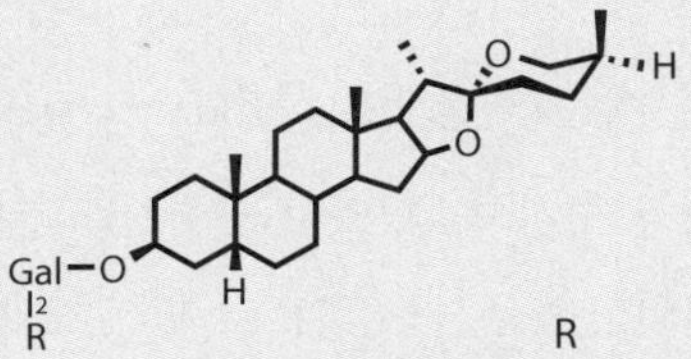

	R
timosaponin A-I	H
timosaponin A-III	Glc

(aglycone : sarsasapogenin)

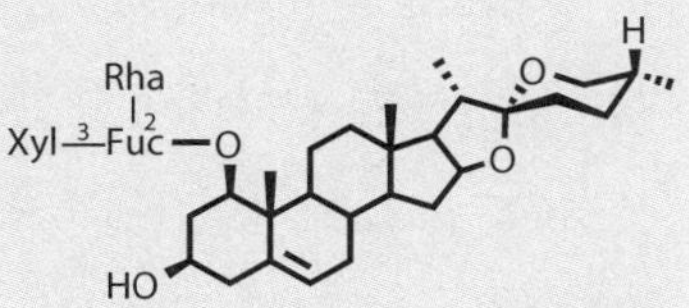

ophiopogonin D
(aglycone : ruscogenin)

4-5-2. 강심배당체(cardiac glycoside)

(1) 심근에 특이하게 작용하여 울혈성 심부전에 대하여 현저한 효과를 나타내는 steroid 배당체

(2) Steroid 골격의 C-17 위치 측쇄의 구조에 따라 2개의 group 구분

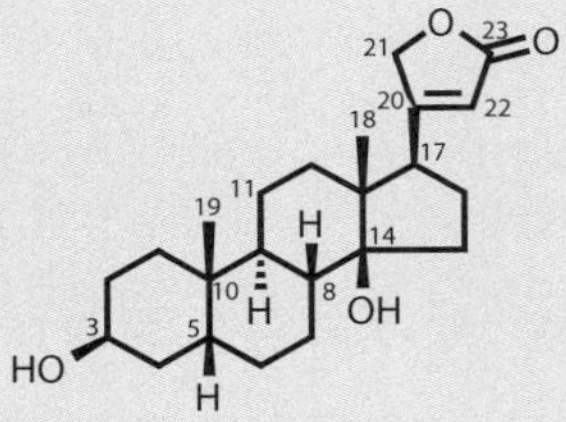

Cardenolide (digitoxigenin)

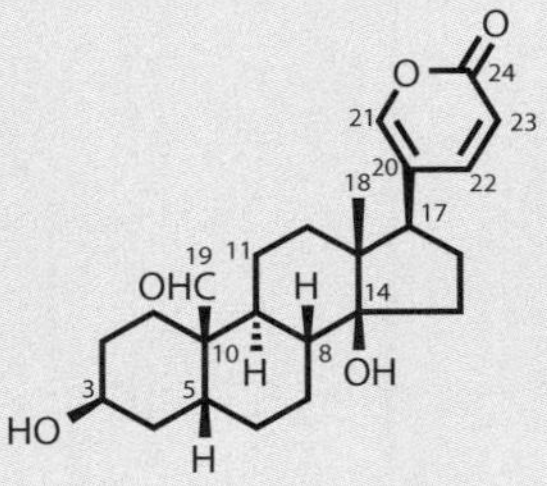

Bufadienolide (hellebrigenin)

구조적 특징 :
A/B와 C/D ring의 *cis*-configuration
C-3 위치의 β-OH에 당 결합
C-14 위치의 β-OH
C-17 위치의 불포화 lactone(β-orientation)

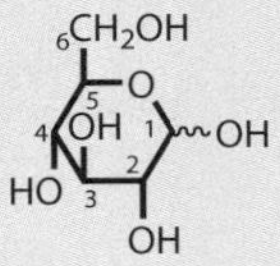

D-glucopyranose

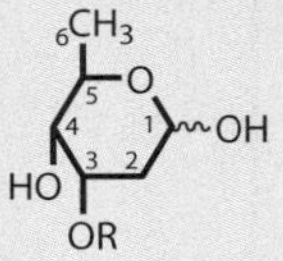

D-digitoxose R=H
D-cymarose R=CH_3

(3) Cardenolide(C_{23}) α, β-불포화 5원환 결합

① 디기탈리스(purpurea glycoside A, B, digitoxin, gitoxigenin)

② 털디기탈리스(lanatoside A, B, C, digoxin)

③ 스트로판투스(G-strophanthin=ouabain)

④ 영란(convallatoxin)

(4) Bufadienolide(C_{24}) α, γ-불포화 6원환 결합 : 해총(scillaren), bufotoxin(섬수), vulgarobufotoxin(*Bufo vulgaris*)

(5) 당은 보통 C-3위치에 결합하는데 특이당인 2,6-dideoxy hexose, 6-deoxy hexose 및 이들의 3-*O*-methyl 당이 1-3개 결합하고 추가로 그 바깥쪽에 1-2개의 D-glucose가 결합

(6) 기전 : 강심배당체가 Na^+, K^+-ATPase를 저해함으로써 세포내의 Na^+의 증가를 가져오고, Na^+와 세포외의 Ca^{2+}와의 교환기전이 작용해서 세포내의 Ca^{2+}가 증가하여 심근수축에 관여함.

(7) 약리작용 : 심근에 직접 작용하여 심근의 수축력을 증가시키고 서맥을 나타냄. 울혈성 심부전에서 나타나는 심박수 증가의 상태를 개선하고 부종, 수종 등을 제거하는 이뇨작용을 나타냄.

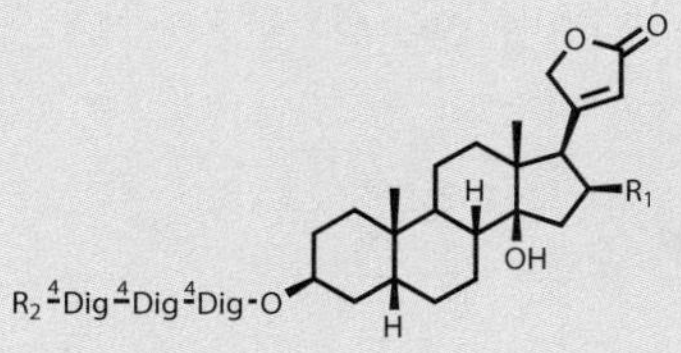

digitoxin, R_1=H, R_2=H
purpurea glycoside A, R_1=H, R_2=Glc
purpurea glycoside B, R_1=OH, R_2=Glc
glucogitaloxin, R_1=COOH, R_2=Glc

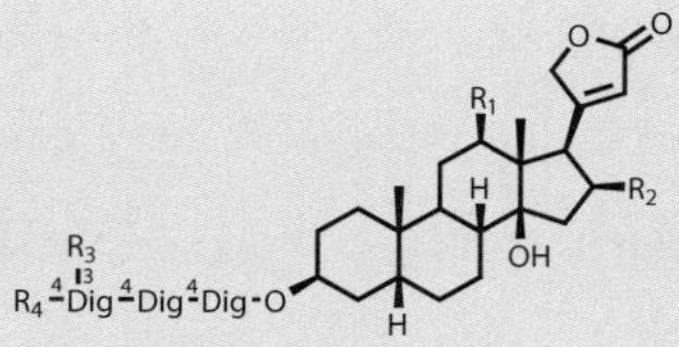

lanatoside A, R_1=H, R_2=H, R_3=Ac, R_4=Glc
lanatoside B, R_1=H, R_2=OH, R_3=Ac, R_4=Glc
lanatoside C, R_1=OH, R_2=H, R_3=H, R_4=Glc
digoxin, R_1=OH, R_2=H, R_3=H, R_4=H
deslanoside, R_1=OH, R_2=H, R_3=H, R_4=Glc

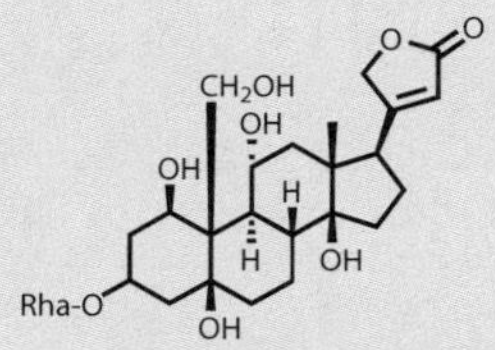

G-strophanthin
(=ouabain)

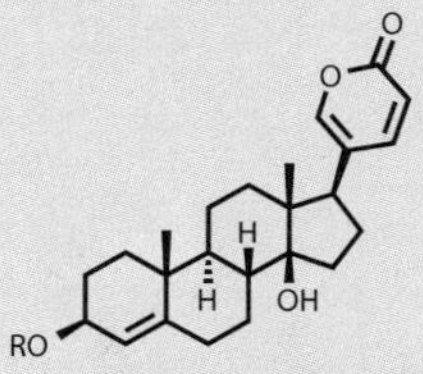

scillaren A, R= Rha $\overset{4}{-}$ Glc
glucoscillaren A, R=Rha $\overset{4}{-}$ Glc-Glc
proscillaridin A, R=Rha

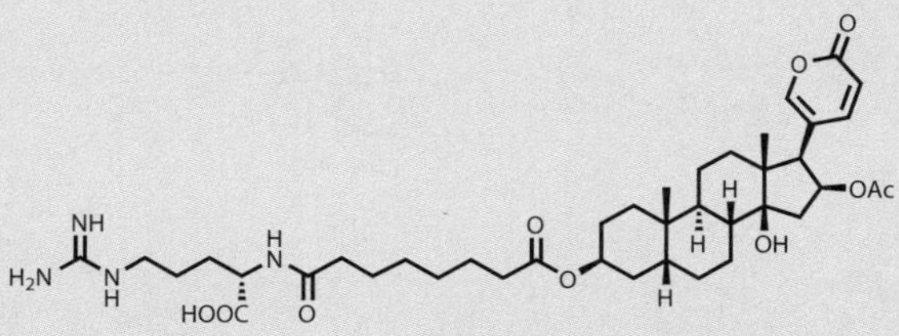

bufotoxin

4-5-3. 식물 sterol(phytosterol)

(1) β-Sitosterol, stigmasterol, campesterol을 식물 sterol라 함.

(2) Cholesterol의 흡수를 길항하여 cholesterol의 농도를 낮추는 역할을 함.

4-5-4. Ecdysteroid

(1) 곤충류가 유충에서 성충으로 변태하는데 중요한 탈피 hormone

(2) 식물 기원의 화합물을 phytoecdysone이라 함.

(3) 우슬 : inokosterone, ecdysterone

4-6. Carotenoid

(1) GGPP 2분자가 결합한 C_{40}화합물로 carotene과 xanthophyll의 총칭

(2) β-Carotene(당근), lycopene(토마토), zeaxanthin(옥수수), crocin(사프란), capsanthin(고추)

5. Shikimate 경로 화합물

(1) 방향환에 *n*-propyl기가 결합된 구조를 기본골격으로 가지는 화합물 phenylpropanoid(C_6-C_3)라 함.

(2) Shikimic acid를 전구체로 생성됨.

(3) Phophoenolpyruvate(PEP)와 D-erythrose 4-phosphate로부터 shikimic acid가 합성되고 이로부터 방향족 아미노산(phenylalanine, tyrosine과 tryptophan)이 만들어 짐.

(4) Cinnamic acid 유도체, coumarin, lignan, lignin 등이 있음.

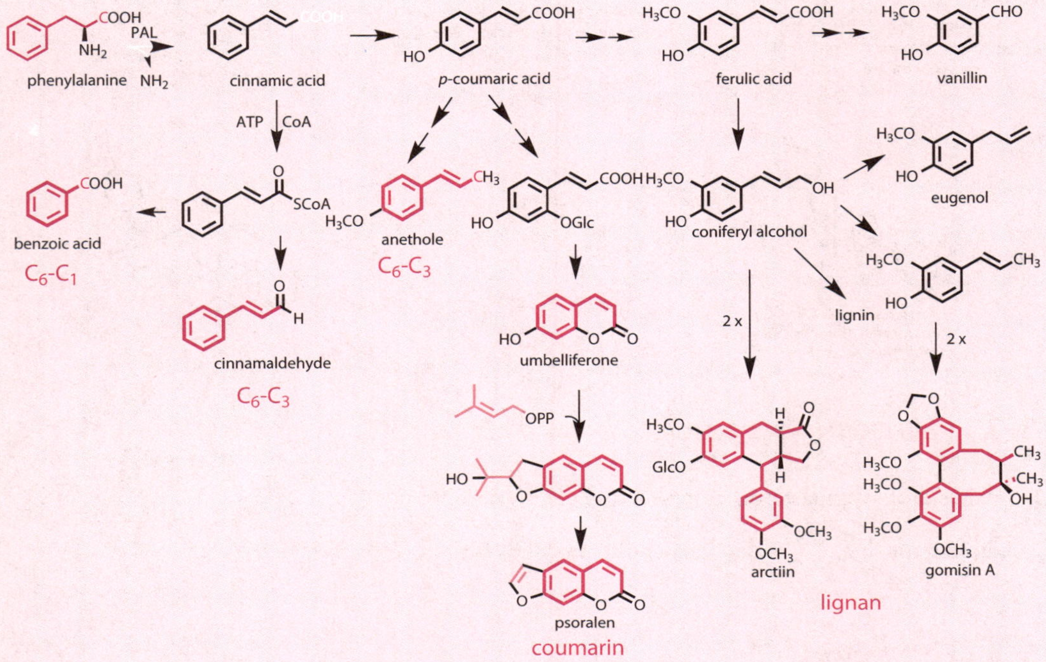

Shikimate 생합성 경로 화합물

5-1. Phenylpropanoid 화합물

(1) Phenylalanine, tyrosine에서 탈암모니아 반응에 의해 C_6-C_3생성됨. C_6-C_3화합물은 저분자량 물질이며 이들 중 비등점이 낮은 것은 정유성분(volatile oil)으로 알려져 있음.

(2) Cinnamaldehyde : 계피의 주성분으로 진정, 해열작용

(3) Anethole : 회향, 아니스, 대회향 등의 정유의 주성분

(4) Eugenol : 정향, 육두구, 계피 등의 정유성분

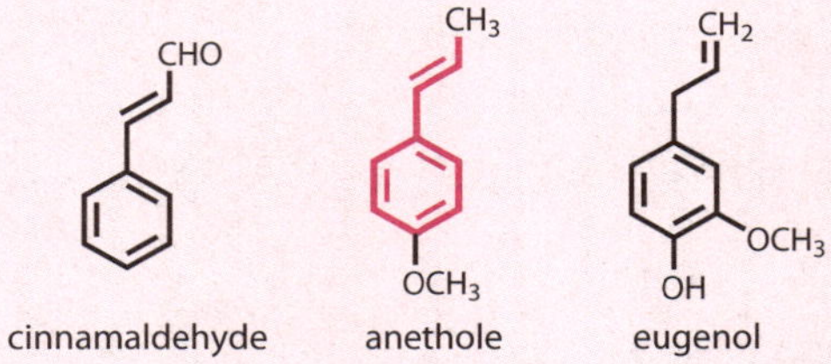

5-2. Coumarin

(1) 2*H*-1-benzopyran-2-one을 기본골격으로 하는 화합물로 C_6-C_3의 C_3 부분이 α-pyrone 골격을 형성한 것

(2) 자외선 365nm에서 청색-청자색 또는 황백색의 형광을 나타내므로 쉽게 확인 가능

(3) 미나리과, 운향과, 콩과, 국화과에 많이 분포

(4) 담즙분비 촉진작용(scoparone, esculetin), 광감작 촉진작용(psoralen, bergapten, xanthotoxin), 관상혈관 확장작용(visnadin), 항염증작용(esculin, fraxin), 항혈액응고작용(dicoumarol)

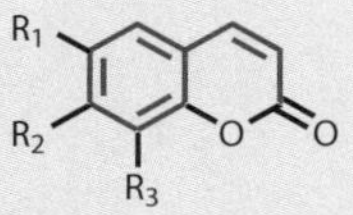

esculin, R_1=OGlc, R_2=OH, R_3=H
fraxin, R_1=OCH_3, R_2=OH, R_3=OGlc
scoparone, R_1=OCH_3, R_2=OCH_3, R_3=H

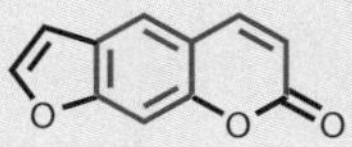

psoralen

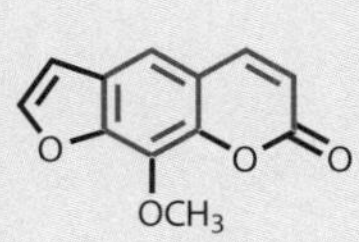

xanthotoxin

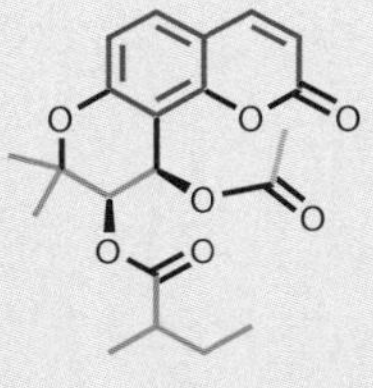

visnadin

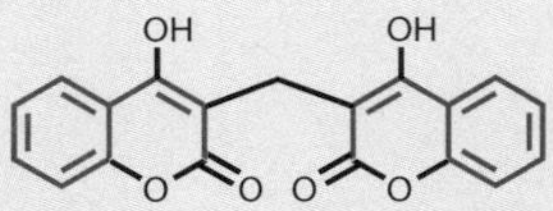

dicoumarol

5-3. Lignan 화합물

(1) C_6-C_3 단위 2개가 산화적 축합(oxidative coupling)하여 생성된 화합물로 통상 C_{18}을 가짐

(2) C_6-C_3 화합물의 C_3의 β-위치가 산화된 물질끼리 결합하여 생성되는 물질이 협의의 lignan이며, C_3의 β-위치 산화 공명구조와 다른 공명구조가 결합된 물질을 neolignan이라고 하며, 탄소가 하나 결여되어 있는 물질을 norlignan, C_6-C_3단위가 3단위 결합한 물질을 sesquilignan, 4단위 결합한 것을 dilignan이라고 함.

(3) Pinoresinol di-β-D-glucoside(두충 : 혈압강하), sesamin(참깨 : 항산화), podophyllotoxin (*Podophyllum peltatum* : 항종양), eleutheroside E(오가피 : 항스트레스), gomisin A, schisandrin(오미자 : 간장보호), lithospermic acid(자초 : 피임), magnolol, honokiol(후박 : 중추성 근이완, 자발운동 억제), kadsurenone(혈소판 활성화 인자 억제)

(4) Flavolignan : flavonoid와 phenylpropanoid(보통 coniferyl alcohol)가 oxidative coupling을 통해 생성됨. silybin(마리아엉겅퀴, *Silybum marianum* : 간장보호 작용)

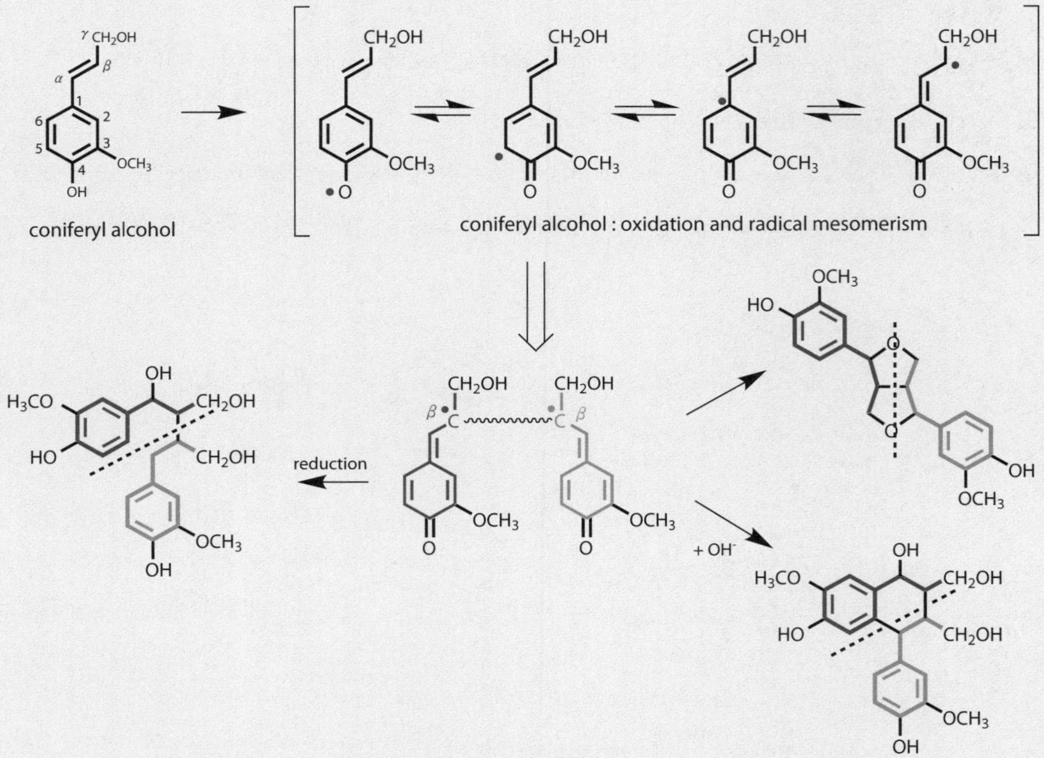

Lignan의 생합성

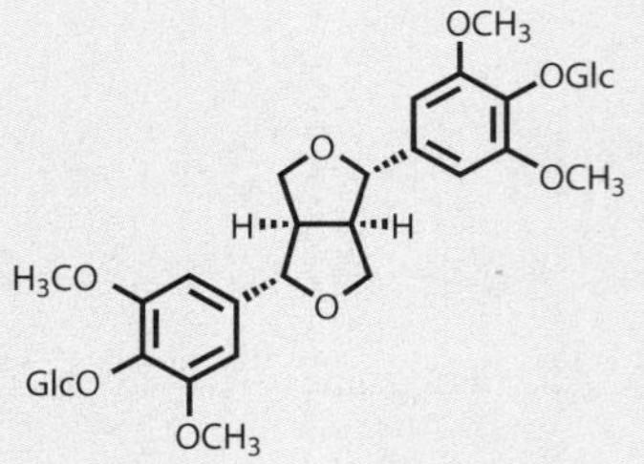

eleutheroside E
(= acanthoside D)

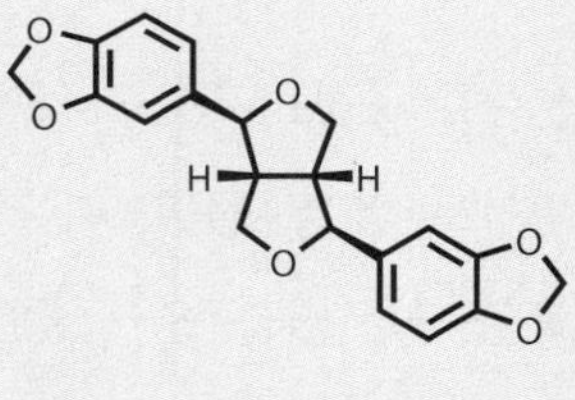

sesamin

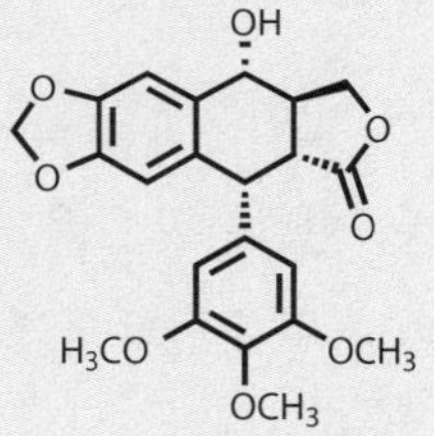

podophyllotoxin

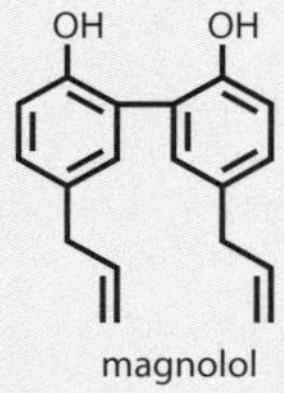

magnolol

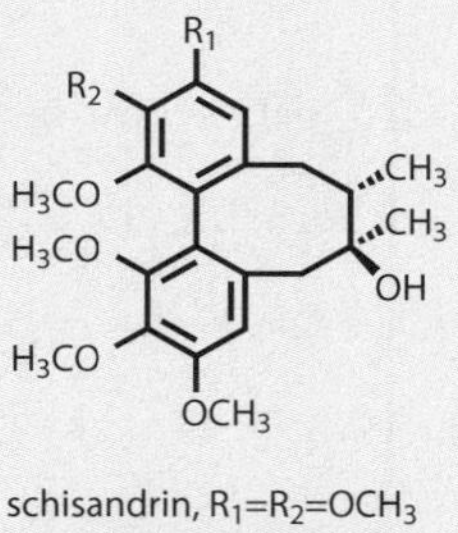

schisandrin, $R_1=R_2=OCH_3$
gomisin A, R_1+R_2=-O-CH_2-O

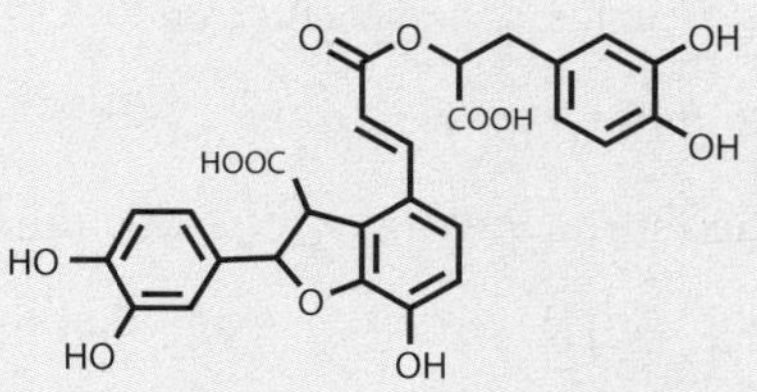

lithospermic acid

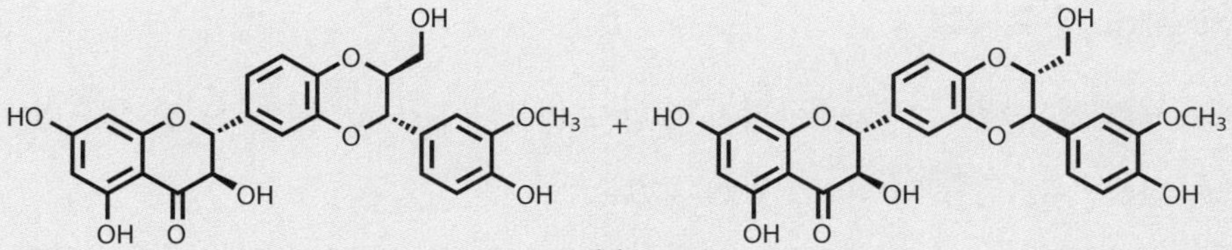

silybin
(diastereoisomeric pair)

5-4. Lignin 화합물

(1) C_6-C_3 단위가 고분자 중합하여 식물의 목질화(lignification)를 이룸.

6. Polyketide 경로 화합물

(1) Acetyl-CoA와 malonyl-CoA가 축합하여 carbonyl기와 methylene기가 교대로 연결된 중간체인 poly-β-keto ester를 생성함.

(2) 지방족 polyketide 화합물 : fatty acid, polyacetylene, resin glycoside(수지배당체) : pharbitin, convolvulin, prostaglandin(환상 지방산류), insect pheromone

(3) 방향족 polyketide 화합물 : chromone, chromanone, benzoquinone, anthraquinone, phthalide, phloroglucinol 등

6-1. 수지배당체(resin glycoside)

(1) Oxyfatty acid에 여러 개의 당이 결합하고 당의 수산기에 저급 지방산이 ester 결합을 하고 있는 물질로 일반적으로 사하작용을 나타냄.

(2) 견우자의 pharbitin : 사하작용

6-2. Polyacetylene 화합물

(1) 불포화 지방산이 탈수소화하여 분자내에 여러 개의 이중결합이나 삼중결합을 가지는 물질

(2) 국화과, 산형과, 오갈피나무과의 고등식물 및 담자균류 등의 하등식물에 분포

(3) 인진호(capillin, capillene, capillone, capillarin), 일당귀(falcarindiol, falcarinol, falcarinolone), 인삼(panaxydol, panaxynol)

6-3. Phthalide계 화합물

(1) α-Pyrone환(2*H*-pyran-2-one)은 가지고 있지 않으나 lactone환을 가지고 있으며, 지방산이 cyclohexane환과 5원환 lactone을 만들고 있음.

(2) 천궁(cnidilide, ligustilide, senkyunolide, butylphthalide 등), 일당귀, 중국당귀(butylidene-phthalide, butylphthalide, ligustilide 등), 아편(meconin), 자실(catalpalactone)

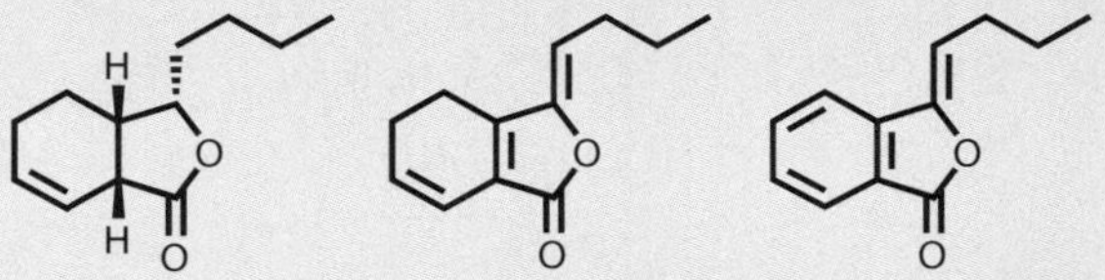
cnidilide ligustilide butylidenephthalide

6-4. Phloroglucinol 화합물

(1) Triketide인 phloroglucinol환을 가지는 화합물로 2차적으로 C_1, C_5, phenylpropanoid 등이 결합된 복잡한 물질

(2) 관중(aspidin, albaspidin) : 조충 구제약, 호프(humulone, lupulone) : 고미, 진정, 항균작용

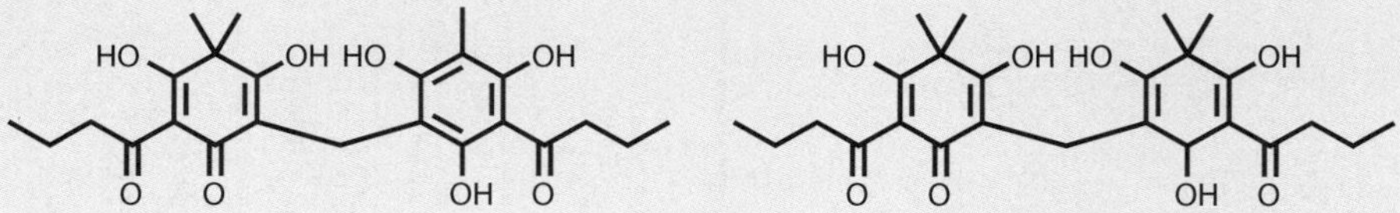
aspidin albaspidin

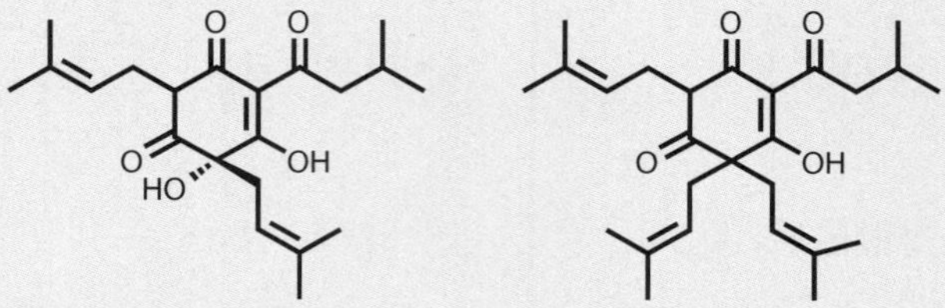
humulone lupulone

6-5. Quinone계 화합물

6-5-1. Benzoquinone

(1) ubiquinone, plastoquinone, mitomycin

6–5–2. Naphthoquinone

(1) shikonin, alkannin(자근)

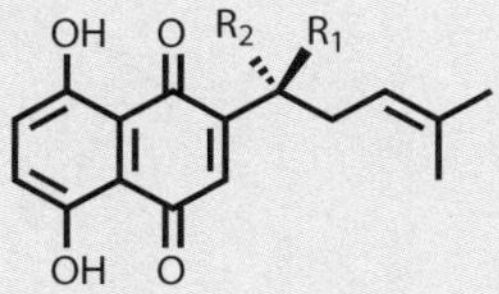

shikonin, R_1=H, R_2=OH
alkannin, R_1=OH, R_2=H

6–5–3. Anthraquinone

(1) Emodin형 : polyketide 경로로 생합성 – emodin, aloe-emodin, rhein, chrysopanol

(2) Alizarin형 : shikimate 경로와 mevalonate 경로의 혼합경로로 생합성 – alizarin, lucidin

(3) 대표적인 화합물 : octaketide인 emodin으로 anthraquinone중 가장 넓게 분포

(4) Dianthrone은 보통 배당체로 존재하며 sennoside가 대표적 화합물(센나엽, 대황 – 사하작용)

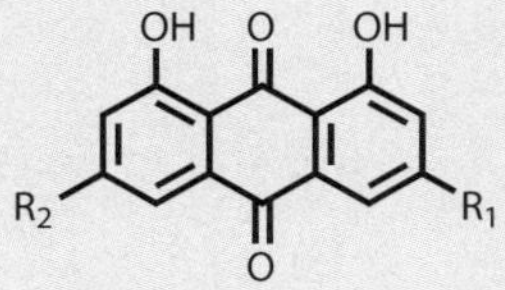

chrysophanol, R_1=CH_3,R_2=H
emodin, R_1=CH_3, R_2=OH
aloe-emodin,R_1=CH_2OH, R_2=H
rhein, R_1=COOH, R_2=H
physcion, R_1=CH_3, R_2=OCH_3

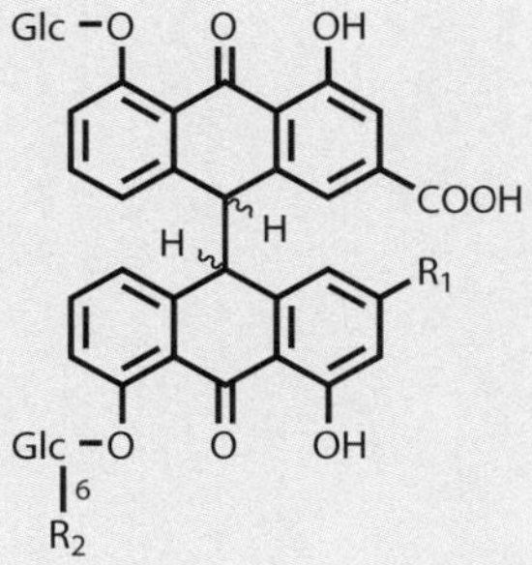

sennoside A, R_1=COOH, R_2=H, *threo*
sennoside B, R_1=COOH,R_2=H, *erythro*
sennoside C, R_1=CH_2OH, R_2=H, *threo*
sennoside D, R_1=CH_2OH, R_2=H *erythro*
sennoside E, R_1=COOH, R_2=CO-COOH, *threo*
sennoside F, R_1=COOH, R_2=CO-COOH, *erythro*

6–6. Chromone 화합물

(1) 4*H*-1-Benzopyran-4-one을 기본골격으로 하는 화합물

(2) khellin(암미실) : 관상혈관 확장작용, capillarisin(인진호) : 이담성분, cimifugin(승마), eugenin(정향)

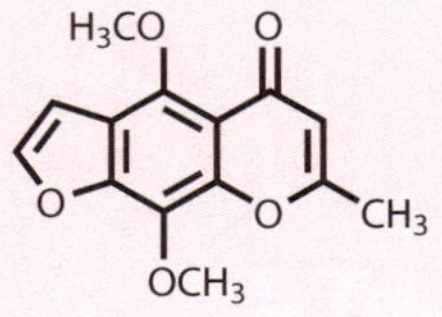

khellin

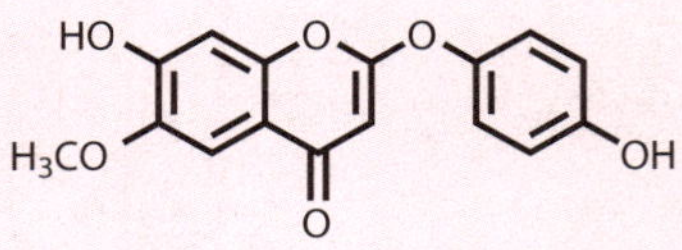

capillarisin

6-7. Isocoumarin

(1) 1*H*-2-Benzopyran-1-one을 기본골격으로 하는 화합물

(2) phyllodulcin(감다) : 천연감미료, capillarin(인진호)

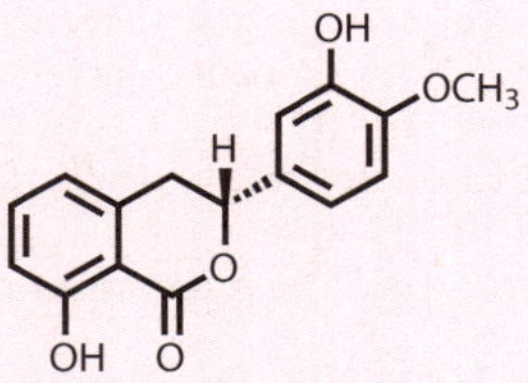

(+)-phyllodulcin

6-8. Cannabinoid

(1) 인도대마의 환각작용 성분, tetrahydrocannabinol(THC)가 가장 강한 환각작용 물질임.

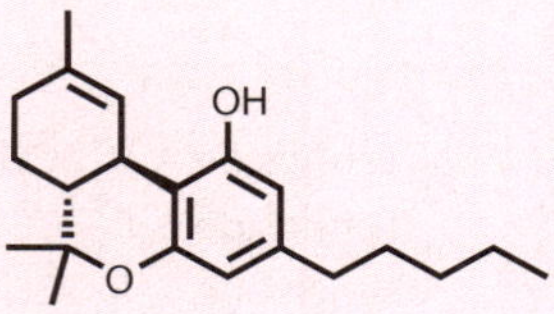

tetrahydrocannabinol
THC

7. 복합경로의 성분

7-1. Flavonoid

(1) 2개의 benzene환 사이에 C_3 단위를 가지고 있는 C_6-C_3-C_6의 탄소골격을 가지고 있음.

(2) 4-hydroxycinnamoyl-CoA와 3분자의 malonyl-CoA가 결합하여 chalcone생성 후 flavonoid 생합성(polyketide-shikimate 복합경로)

(3) 확인시약 : $FeCl_3$, Mg-HCl

(4) 구조에 따른 세부 분류

① C환의 형태 기준 : chalcone, dihydrochalcone, aurone, flavan, flavanone, flavanonol, flavonol, flavone, catechin, anthocyanidin

② B환의 결합위치 기준 : isoflavonoid, neoflavonoid

③ 결합 분자 수 기준 : biflavonoid

④ 다른 골격 화합물과 결합 기준 : prenylated flavonoid, flavolignan

(5) 사하작용(multiflorin A), 모세혈관강화(rutin, hesperidin), 항알러지(baicalin), 진경(daidzein), 혈압강하(kuwanon G), 살충(rotenone), 간보호(silybin), 난포호르몬 유사작용(genistein, formononetin)

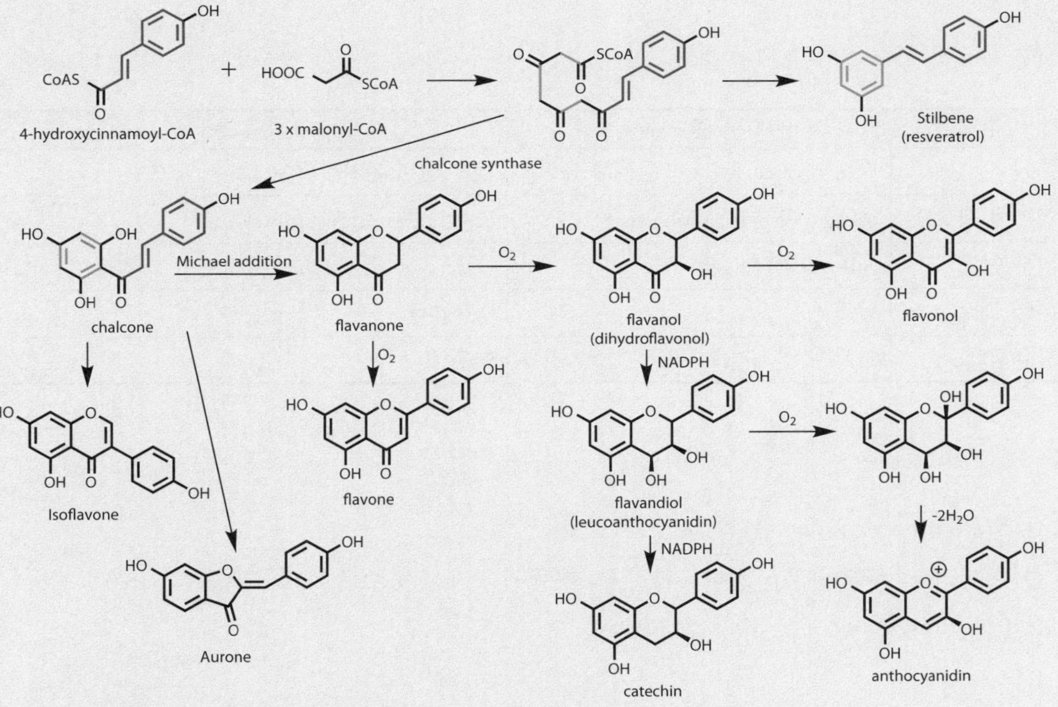

Flavonoid의 생합성

7-2. Stilbene

(1) 두개의 phenyl기가 ethylene기로 연결되어 있는 C_6-C_2-C_6 화합물

(2) UV 365nm(청자색 형광) : 종대황에 함유된 rhaponticin은 UV 365nm에서 강한 청자색 형광을 나타내기 때문에 양질의 대황과 구별하는 데에 사용됨.

(3) 대표적인 화합물 : rhaponticin, resveratrol

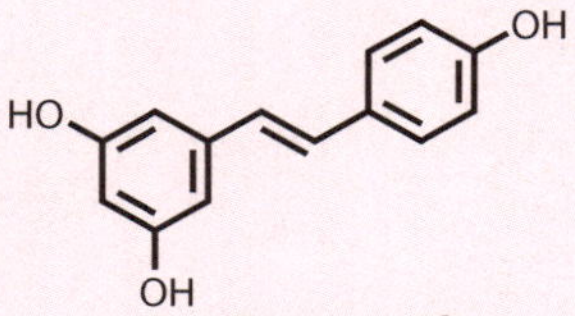

Resveratrol

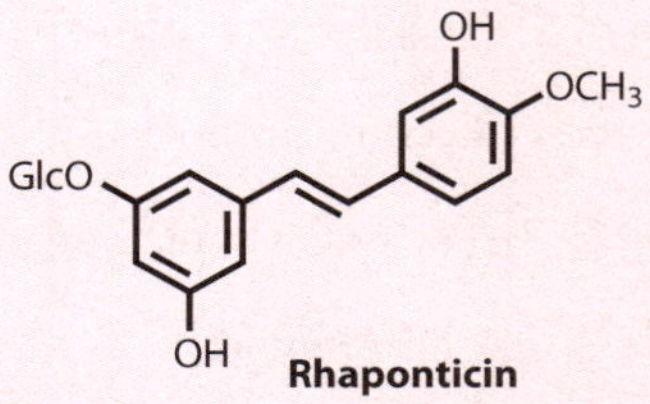

Rhaponticin

7-3. Tannin

(1) 정의 : 식물에 함유된 다가 phenol성 수산기를 갖는 방향족 화합물로서 단백질, alkaloid 등과 결합하여 난용화 경향을 나타내는 물질

(2) 확인시약 : $FeCl_3$

(3) 화학적 성질에 따른 세부 분류

구분	가수분해형 Tannin	축합형 Tannin
특징	다수의 ester 결합, 가수분해 용이	기본 단위 분자간의 축합
열분해 생성물	pyrogallol(pyrogallol tannin)	catechol(catechol tannin)
기본 단위	galloyl기, HHDP기	(+)-catechin, (-)-epicatechin
$FeCl_3$ 반응	남회색	암녹회색
함유생약	오배자, 몰식자, 현초, 선학초, 지유	아선약

7-4. Xanthone

(1) 9*H*-Xanthene-9-one 골격을 가진 화합물

(2) 용담과, 물푸레나무과, 뽕나무과, 원지과 등에 존재하며 주로 황색

(3) 대표적인 화합물 : gentisin(용담, 당약)

7-5. Diarylheptanoid

(1) *n*-Heptane의 C-1, C-7위치에 phenyl기가 치환된 화합물

(2) 중요성분 : 생강과(Zingiberaceae)의 신미성분

(3) curcumin : 울금의 황색 색소, 담즙분비 촉진작용, 식품 착색료, 암예방효과

(4) yakuchinone A, B : 익지의 신미성분, prostaglandin 생합성 억제효과

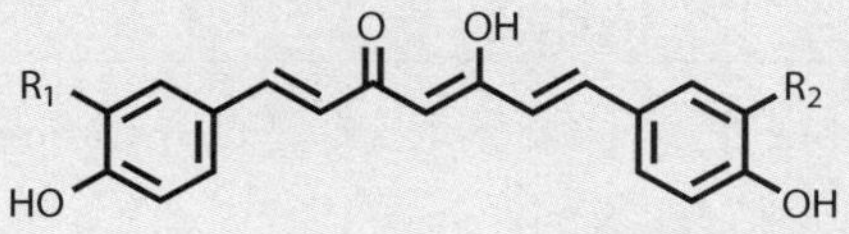

curcumin I, R_1=OCH_3, R_2=OCH_3
curcumin II, R_1=OCH_3, R_2=H
curcumin III, R_1=H, R_2=H

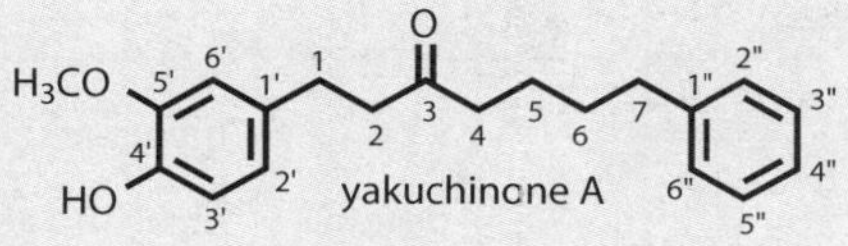

yakuchinone A

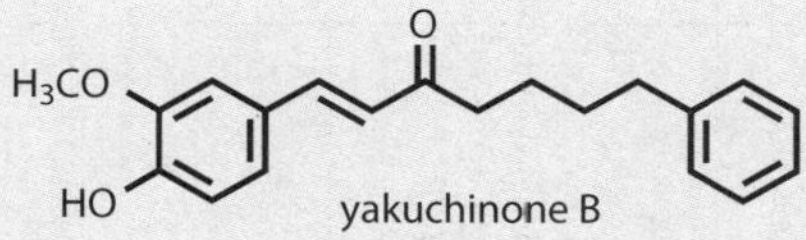

yakuchinone B

7-6. γ-Pyrone 관련 성분

(1) Maltol : 인삼성분으로 강한 항산화활성

8. 아미노산 관련 화합물

8-1. Alkaloid

(1) 천연에 존재하는 함질소 이성환상 화합물(nitrogen containing heterocyclic compound)로 미량에서 강한 생리활성을 나타내는 물질

(2) 분류 : True alkaloid, protoalkaloid, pseudoalkaloid

(3) 확인시약 : Mayer 시약, Dragendorff 시약

(4) 특징

① 유리(alkali성 용액 중) 및 염(산성 용액 중)의 형태로 존재

② 일반적으로 무색(berberine은 황색)

③ 일반적으로 고체(nicotine, anabasine, arecoline, pelletierine 등은 액상)

8-2. Ornithine 유래 alkaloid

(1) Ornithine이 전구체로 되어 함질소 5원환인 pyrrolidine환을 만든 후 여기에 다른 구조가 결합하여 생성되는 alkaloid(기본골격 : pyrrolidine, tropane, pyrrolizidine)

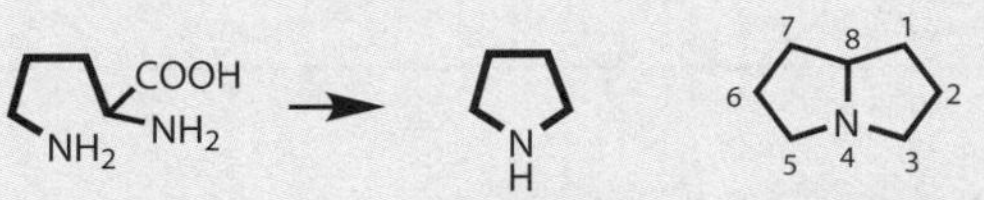

L-Orn **Pyrrolidine** **Pyrrolizidine**

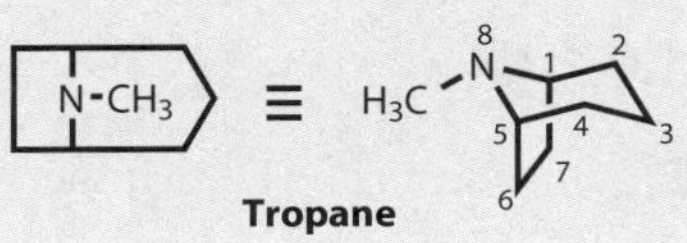

Tropane

기본골격명	구조식	관련 화합물
pyrrolidine	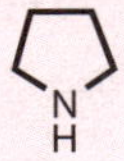	▪ nicotine : pyrrolidine과 pyridine골격으로 구성, pyridine골격은 nicotinic acid에서 유래
tropane	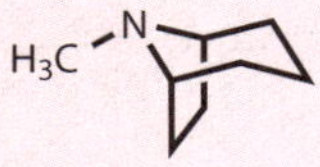	▪ 가지과(Solanaceae) : (-)-hyoscyamine, (-)-scopolamine, atropine; 부교감신경 억제작용; 벨라돈나, 히요스엽, 스코폴리아근, 다투라엽 ▪ 코카나무과(Erythroxylaceae) : cocaine; 국소마취 작용, 환각작용; 코카엽
pyrrolizidine	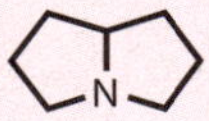	▪ symphytine(컴프리의 간독성 물질), senecionine

8-3. Lysine 유래 alkaloid

(1) Piperidine 골격과 quinolizidine(lupinine), indolizidine 골격을 가진 alkaloid로 lysine으로부터 유래함.

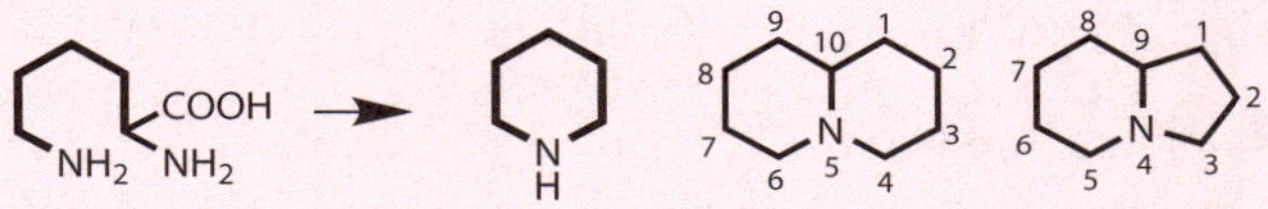

L-Lys Piperidine Quinolizidine Indolizidine

기본골격명	구조식	관련 화합물
piperidine	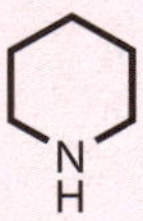	▪ anabasine : piperidine, pyridine골격으로 구성, pyridine골격은 nicotinic acid에서 유래 ▪ (+)-coniine : *Conium maculatum*의 독성분, lysine으로부터 유래하지 않고 acetate 유래 alkaloid로 transamination에 의해 질소가 도입됨.
quinolizidine	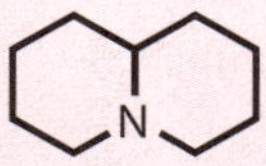	▪ (+)-matrine, oxymatrine : 고삼에 함유

8-4. Nicotinic acid 유래 alkaloid

(1) Pyridine 골격을 지닌 alkaloid를 생성함.

(2) nicotine(연초), anabasine(연초), arecoline(빈랑자), ricinine(피마자)

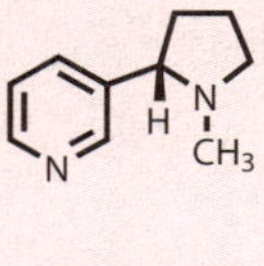
nicotine

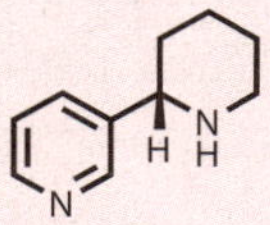
anabasine

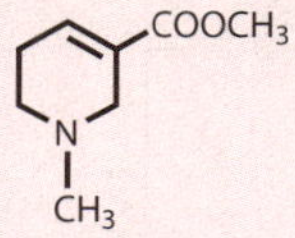
arecoline

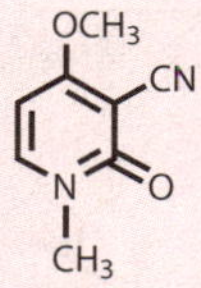
ricinine

8-5. Phenylalanine, tyrosine 유래 alkaloid

(1) Phenylethylamine, isoquinoline, phenethylisoquinoline, Amaryllidaceous alkaloid, Monoterpenoid isoquinoline alkaloid를 생성함.

기본골격명	기본골격구조	관련 화합물
phenylethylamine	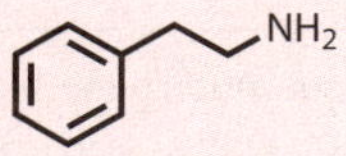	▪ Protoalkaloid ▪ (-)-ephedrine : 기관지 확장제, 천식에 응용(마황) ▪ (+)-pseudoephedrine : 비충혈 제거(마황) ▪ phenylalanine에서 유래
simple isoquinoline	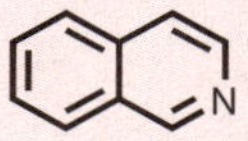	▪ anhalamine
benzyl-isoquinoline	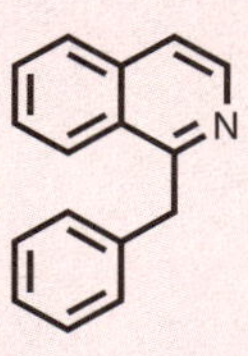	▪ papaverine : 진경작용(아편) ▪ higenamine : 강심작용(부자) ▪ magnocurarine : 평활근 이완작용(후박)
bisbenzyl-isoquinoline	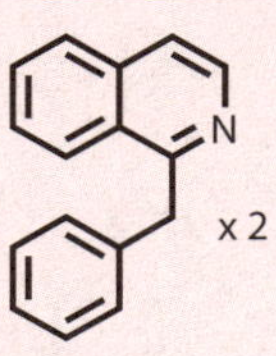	▪ (+)-tubocurarine : 골격근 이완작용(큐라레)
protoberberine	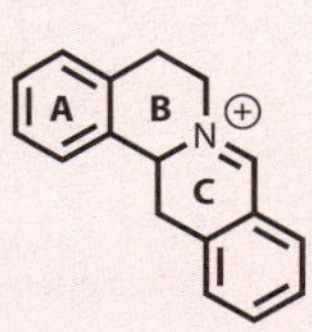	▪ berberine : 고미건위, 정장작용(황백, 황련) ▪ hydrastine : 지혈작용(히드라티스근), phthalideisoquinoline-type ▪ chelidonine : 진경작용(백굴채), benzophenanthridine-type
aporphine	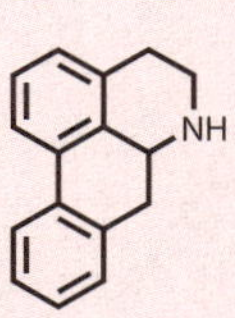	▪ apomorphine : dopamine agonist

기본골격명	기본골격구조	관련 화합물
morphinan	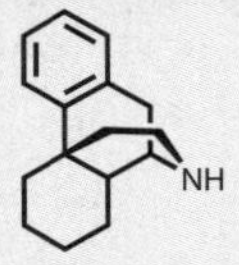	▪ (*R*)-retuculine이 aporphine과 다른 형태의 phenol oxidativecoupling을 통해 생성 ▪ morphine, codeine : 진통, 진정, 진해, 환각작용(아편)
phenethyl-isoquinoline	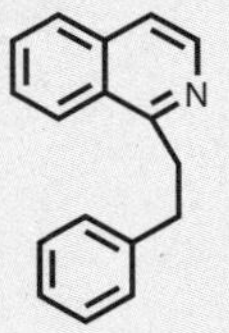	▪ colchicine : 염색체 배가 작용, 통풍치료효과(콜히쿰자)
(Amaryllidaceous alkaloid)	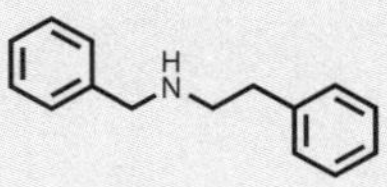	▪ 수선화과(Amaryllidaceae)에 함유, Ph-C-N-C-C-Ph의 구조를 가짐. ▪ galanthamine : 퇴행성 뇌신경질환 개선 효과
monoterpenoid isoquinoline	-	▪ 생합성 과정 일부에 monoterpene(secologanin)이 관여함. ▪ emetine : 거담, 최토, 항아메바 작용(토근)

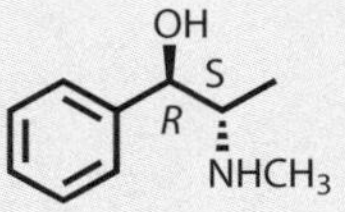

(-)-ephedrine

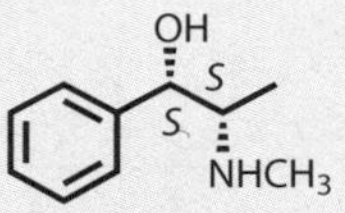

(+)-pseudoephedrine

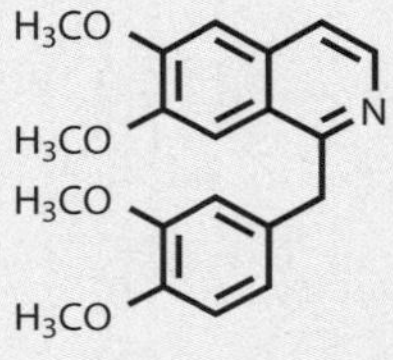

papaverine

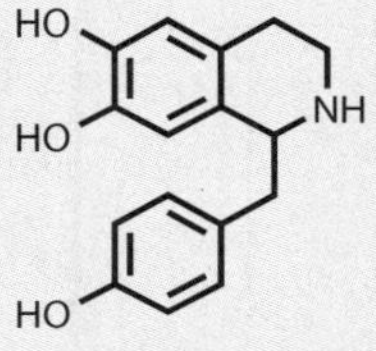

higenamine

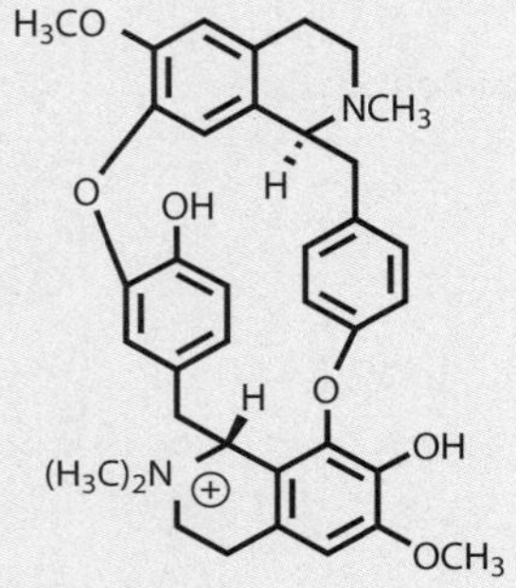

(+)-tubocurarine

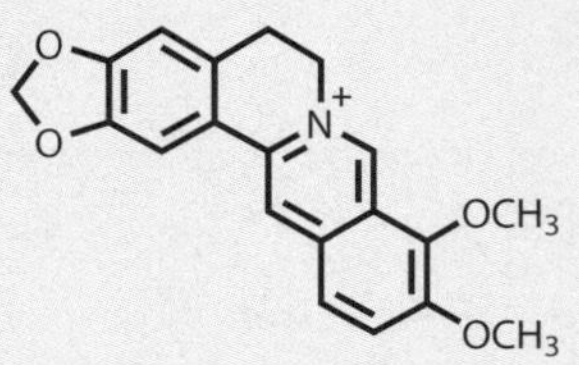

berberine

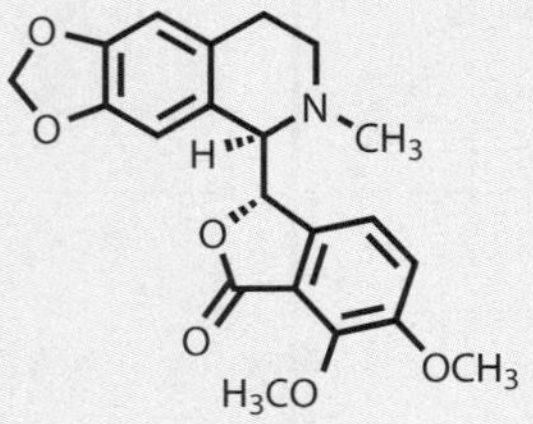

hydrastine
(phthalideisoquinoline-type)

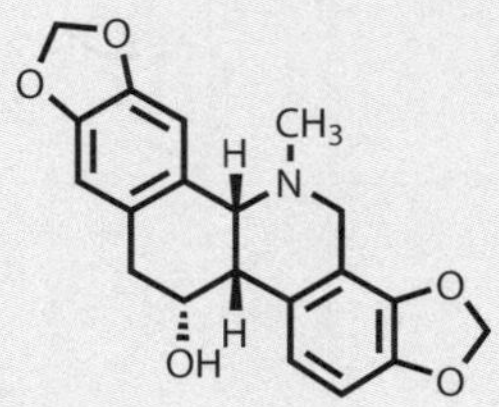

chelidonine
(benzophenanthridine-type)

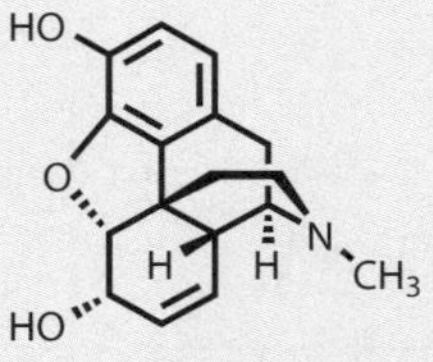

morphine

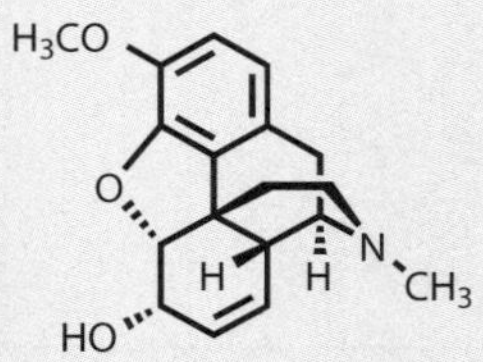

codeine

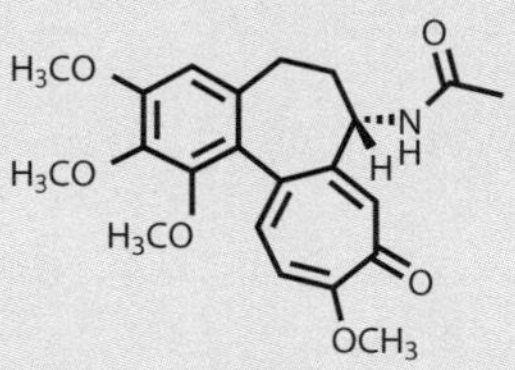

colchicine

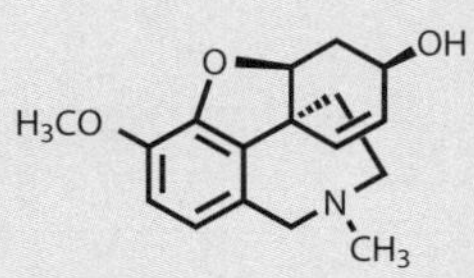

galanthamine

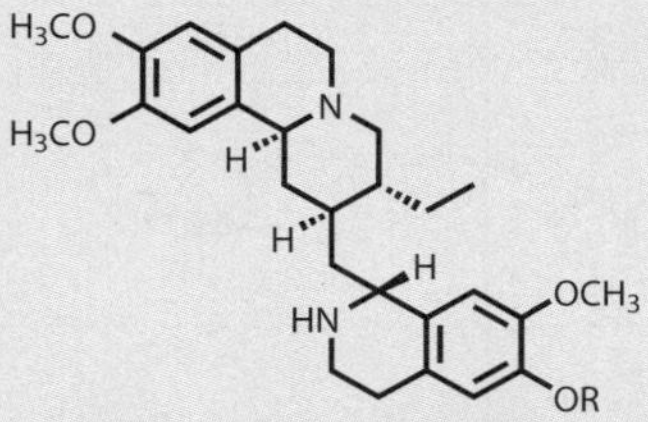

emetine R=CH_3
cephaeline R=H

8-6. Tryptophan 유래 alkaloid

(1) Indole alkaloid, β-carboline alkaloid, monoterpenoid indole alkaloid, quinoline alkaloid, pyrroloquinoline alkaloid, pyrroloindole alkaloid, Ergot alkaloid, 기타 indole alkaloid

기본골격명	기본골격구조	관련 화합물
β-carboline	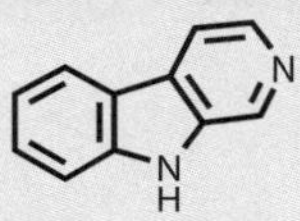	▪ harmine, harman, harmaline
monoterpenoid indole	-	▪ Tryptophan과 secologanin이 결합하여 생성됨. ▪ Monoterpene의 구조에 따라 *corynanthe, iboga, aspido-sperma*형으로 분류 ▪ reserpine : 진정, 혈압강하 작용(인도사목) ▪ ajmaline : 항부정맥 작용(인도사목) ▪ ajmalicine : 혈압강하, 항부정맥, 정신안정 작용(인도사목, 요힘바, 빈카) ▪ yohimbine : 말초혈관 확장 작용(요힘바) ▪ strychnine : 척수의 반사흥분성 촉진 작용(호미카) ▪ vincamine : 뇌 혈관 확장 작용(빈카)
dimeric indole	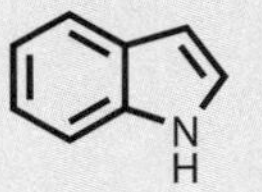 x2	▪ Vinca alkaloid ▪ vinblastine, vincristine : 항암제(빈카)
quinoline	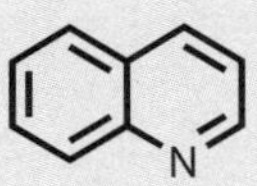	▪ Indole환의 개열과 재폐환에 의해 quinoline골격이 형성됨. ▪ quinine : 해열, 항말라리아 작용(키나) ▪ quinidine : 항부정맥 작용(키나)
pyrroloquinoline	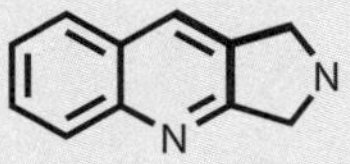	▪ camptothecin : DNA topoisomerase I 저해작용(희수)

기본골격명	기본골격구조	관련 화합물
pyrroloindole	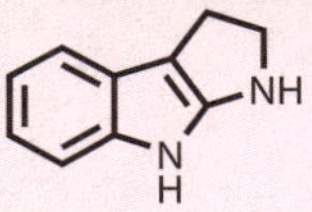	▪ physostigmine(eserine) : 항 cholinesterase 작용(카라발두)
(Ergot alkaloid)	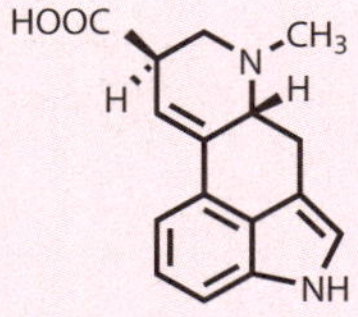 D-(+)-lysergic acid	▪ Tryptophan과 mevalonic acid로부터 생성된(+)-lysergic acid를 경유하여 생성됨. ▪ ergotamine : 자궁 및 혈관 평활근 수축 작용(맥각) ▪ ergometrine(ergonovine) : 자궁 및 혈관 평활근 수축 작용, 분만후의 지혈, 자궁 수축작용(맥각) ▪ ergotoxine : 자궁 수축 작용(맥각)
(기타 indole alkaloid)	-	▪ evodiamine : 고미건위약(오수유)

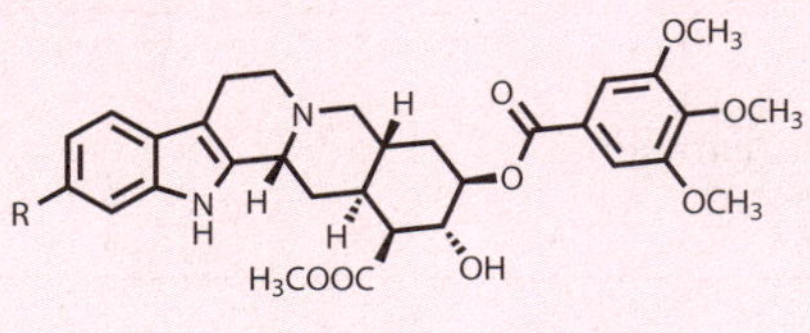
reserpine, R=OCH_3
deserpidine, R=H

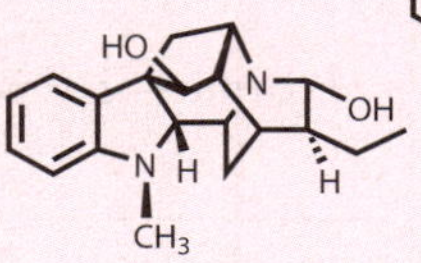
ajmaline

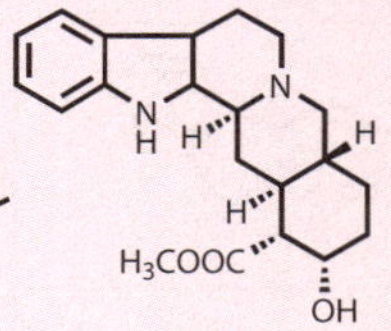
yohimbine

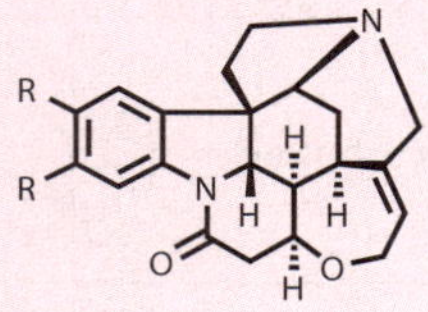
strychnine, R=H
brucine, R=OCH_3

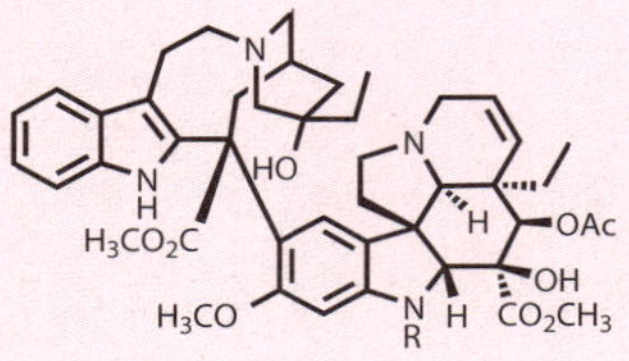
vinblastine, R=CH_3
vincristine, R=CHO

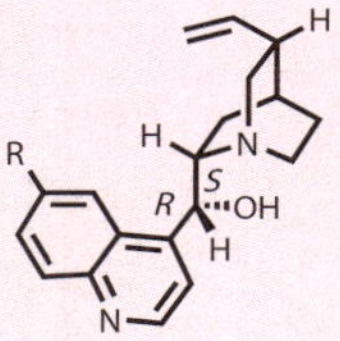
(-)-quinine R=OCH_3
(-)-cinchonidine R=H

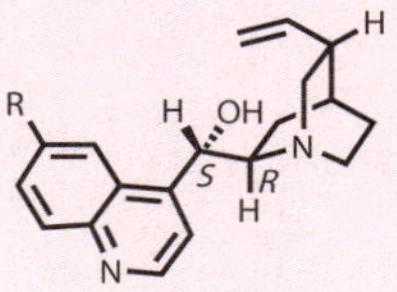
(+)-quinidine R=OCH_3
(+)-cinchonine R=H

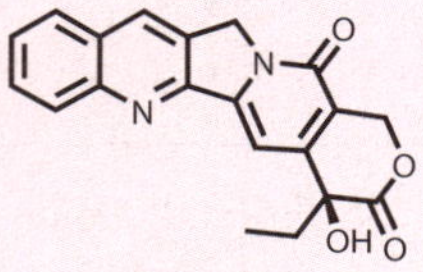
camptothecin

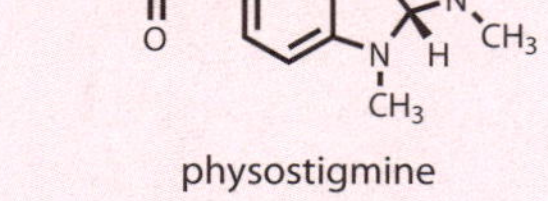
physostigmine
(eserine)

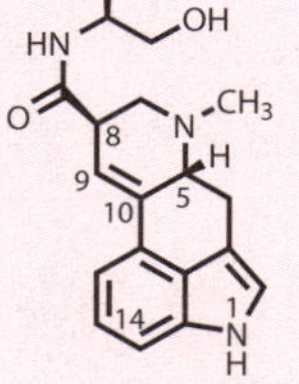
ergometrine

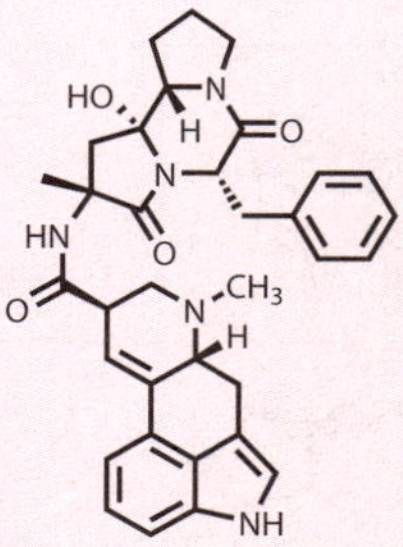
ergotamine

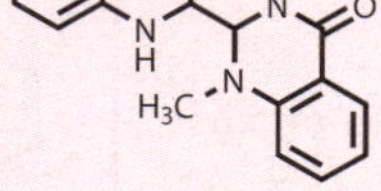
evodiamine

8-7. Histidine 유래 alkaloid

(1) Imidazole alkaloid는 histidine이나 그 대사산물에서 유래한 것으로 추정됨.

기본골격명	기본골격구조	관련 화합물
imidazole	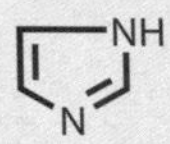	▪ pilocarpine : 부교감신경 흥분 작용, 선 분비 촉진 작용(야보란디)

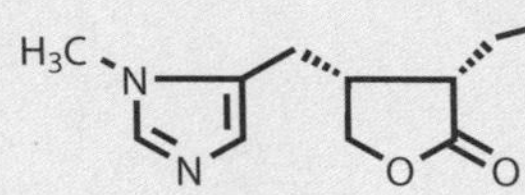

Pilocarpine

8-8. Pseudoalkaloid

(1) 아미노산으로부터 유래하지 않고 다른 골격으로부터 유래한 alkaloid

기본골격명	관련 화합물
diterpene alkaloid	▪ aconitine : 해열, 진통, 강심 작용, 맹독성(부자) ▪ paclitaxel(taxol) : 항암제(주목)
steroidal alkaloid	▪ solanidine, solasodine, tomatidine : *Solanum*속 식물에 함유 ▪ jerveratrum, ceveratrum alkaloid : 박새, 여로에 함유 ▪ peimine : 진해 작용(패모)

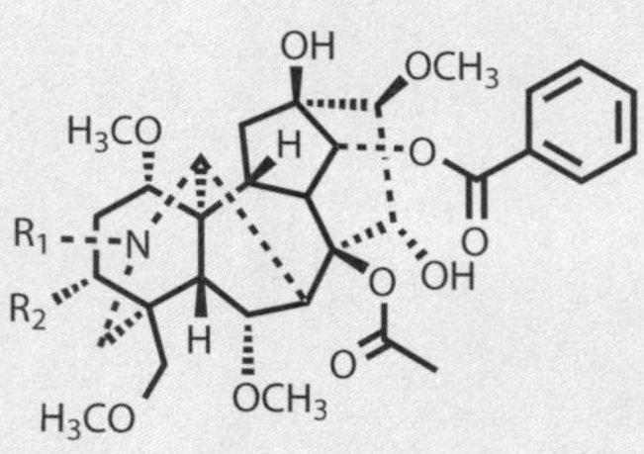

aconitine, $R_1=C_2H_5$, $R_2=OH$
mesaconitine, $R_1=CH_3$, $R_2=OH$
hypaconitine, $R_1=CH_3$, $R_2=H$

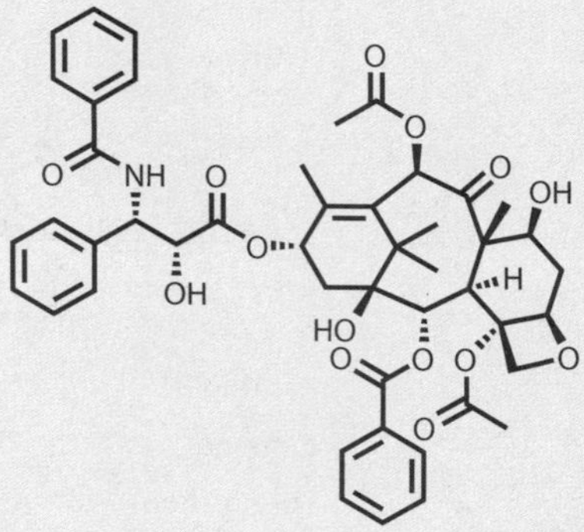

paclitaxel (=taxol)

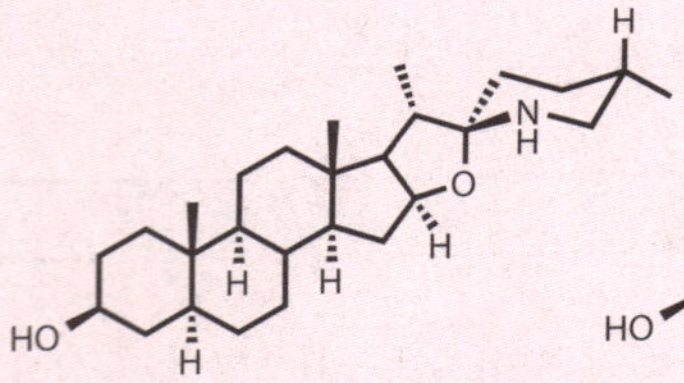

tomatidine

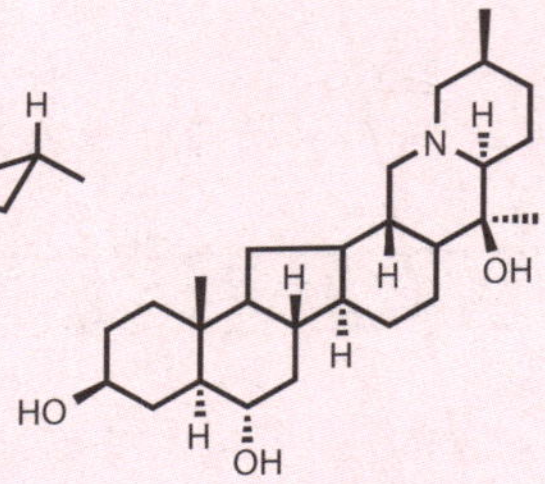

verticine

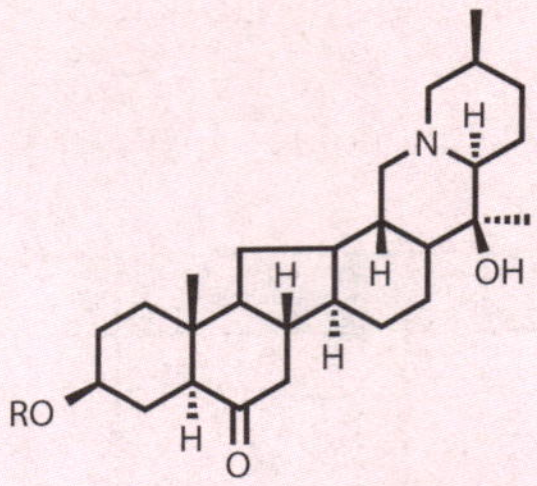

verticinone, R=H
peiminoside, R=Glc

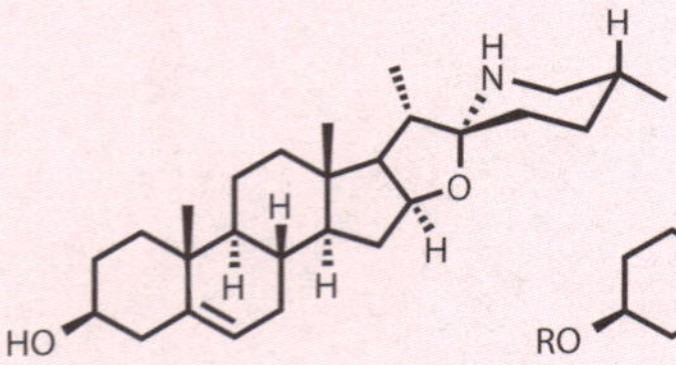

solasodine

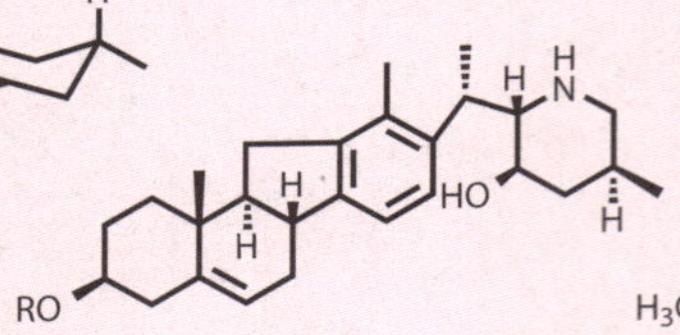

Veratramine

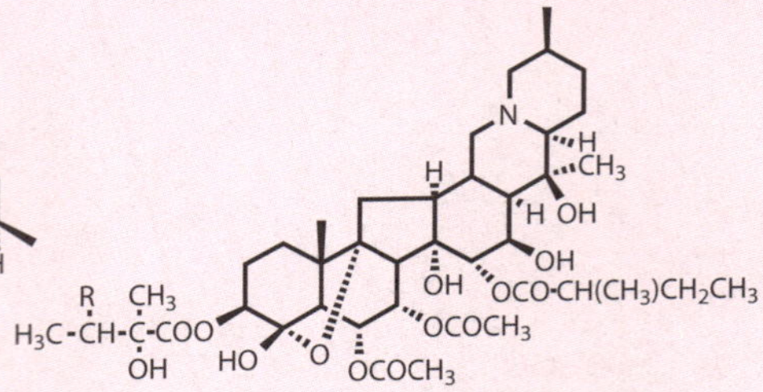

Protoveratrine A R = H
Porotveratrine B R = OH

8–9. Purine alkaloid

(1) Xanthine의 methyl 유도체 : caffeine, theobromine, theophylline

기본골격구조	관련 화합물
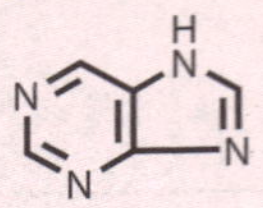	▪ caffeine, theobromine, theophylline : 중추신경 흥분, 이뇨, 심근 흥분, 평활근 이완 작용(커피두, 다엽, 콜라자, 카카오자)

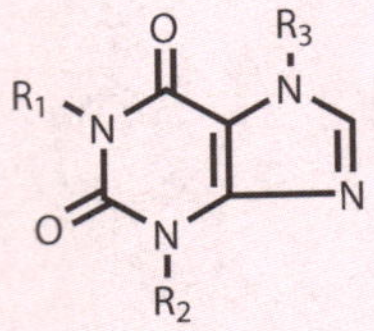

Xanthine	R_1=H	R_2=H	R_3=H
Caffeine	R_1=CH_3	R_2=CH_3	R_3=CH_3
Thephylline	R_1=CH_3	R_2=CH_3	R_3=H
Theobromine	R_1=H	R_2=CH_3	R_3=CH_3

8-10. Amino acid에서 유래하는 기타 생약성분

화합물명	관련 내용
capsaicinoid	▪ phenylalanine과 valine 또는 leucine을 전구물질로 생합성됨. ▪ acid amide 결합, 신미 성분(고추)
amygdalin	▪ phenylalanine을 전구물질로 생합성됨. ▪ emulsin에 의해 가수분해되어 HCN 방출 ▪ 진해 작용(행인, 도인)
sinigrin	▪ methionine을 전구물질로 생합성됨. ▪ myrosinase에 의해 가수분해되어 allylisothiocyanate 생성 ▪ 피부인적, 항균 작용(개자)
alliin	▪ cystein을 전구물질로 생합성됨. ▪ alliinase에 의해 가수분해되어 allicin 생성 ▪ 항미생물 작용(대산)
α-kainic acid	▪ glutamic acid와 dimethylallyl pyrophosphate(DMAPP)에서 유래하는 것으로 생각됨. ▪ 기생충 구제약(해인초)

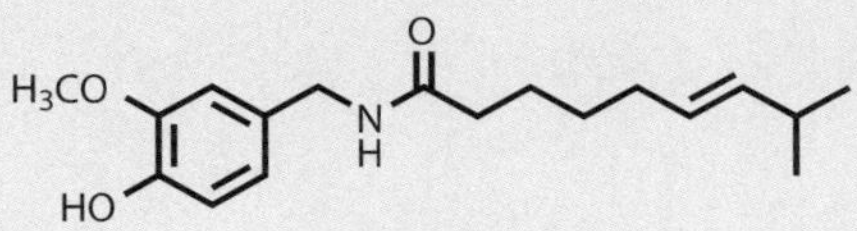

capsaicin

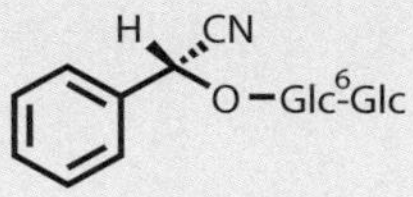

amygdalin

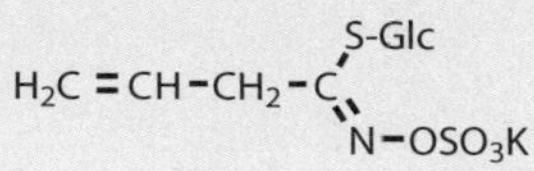

sinigrin

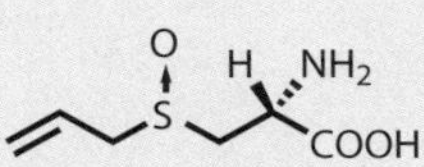

alliin

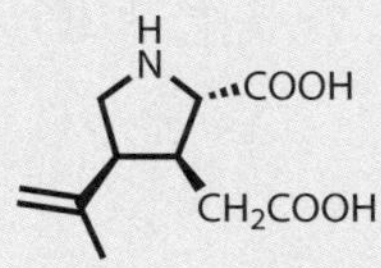

α-kainic acid

제2절 생약성분의 추출, 분리, 정제, 확인시험

1. 재료

- 기원 생약의 학명, 채집장소, 사용 부위를 명확하게 기록함.
- 신선품, 건조품 구분 기록
- 분말화함으로써 추출효율 증대, 미세분말의 경우 여과의 어려움 초래

2. 추출용매

- 목적 성분에 따른 적당한 추출용매 선택
- 극성이 큰 성분은 극성용매로, 극성이 작은 성분은 비극성용매 사용
- 일반적으로 극성 및 농축의 용이함을 고려하여 메탄올, 에탄올을 주로 사용
- 자주 사용되는 용매는 극성이 작은 순으로 석유ether, *n*-hexane, chloroform, methylene chloride, ether, ethyl acetate, acetone, *n*-butanol, ethanol, methanol, H_2O 등이 있음.

3. 분획

- 추출물을 물리적 성상이 비슷한 물질로 나누는 조작
- 자주 사용되는 방법
  ① 서로 섞이지 않는 두 용매 사이에서 분배하는 방법
  ② polystyrene계 수지 column을 통과시키는 방법

4. 분리·정제

- 최근 크로마토그래피를 이용하는 방법이 널리 이용되고 있음.
- 크로마토그래피의 종류
  ① 여지 크로마토그래피(PC : paper chromatography)
  ② 박층 크로마토그래피(TLC : thin layer chromatography)
  ③ 가스 크로마토그래피(GC : gas chromatography)
  ④ 고속액체 크로마토그래피(HPLC : high performance liquid chromatography)

⑤ 액적향류분배 크로마토그래피(DCCC : droplet counter current chromatography)

⑥ 원심향류분배 크로마토그래피(CPC : centrifugal partition chromatography)

- 여지 크로마토그래피와 박층 크로마토그래피의 특징
  - R_f값의 이동, spot 형태의 변화 등을 통하여 생약성분 분리를 모니터링할 수 있음.

5. 확인시험(정성)

약전에 있어서 확인시험은 생약에 함유되어 있는 특징적 성분이 나타내는 정색반응(呈色反應), 침전반응 등 화학적 성질을 이용하고 있으며, 대표적인 것은 다음과 같다.

(1) Alkaloid : Mayer 시약 및 Dragendorff 시약 등 알칼로이드 침전 시약에 의한 침전 반응, 또는 I_2시약에 의한 발색반응이 있으며, 일반적으로 이 세 가지 시약에 모두 양성인 경우 알칼로이드로 간주한다.

(2) Flavonoid : Mg-HCl에 의한 정색반응

(3) Anthraquinone : Alkali에 의한 정색반응

(4) Saponin : 물을 넣어서 흔들었을 때의 기포 발생여부 시험

(5) Phenol : 염화제이철에 의한 정색반응

(6) Triterpenoid, Steroid : 진한 황산과 무수 초산에 의한 Liebermann-Burchard 반응

이와 같은 시험은 생약제제를 시험했을 때 만약 그 반응이 나타나지 않으면 생약제제 중에 그 생약이 없다는 증거이며, 역으로 그 반응이 양성이면 그 생약이 확인된다는 충분한 증거가 된다. 이외에도 각론에 명기된 것처럼 특이한 확인반응에 양성을 나타내는 생약도 다수 있다.

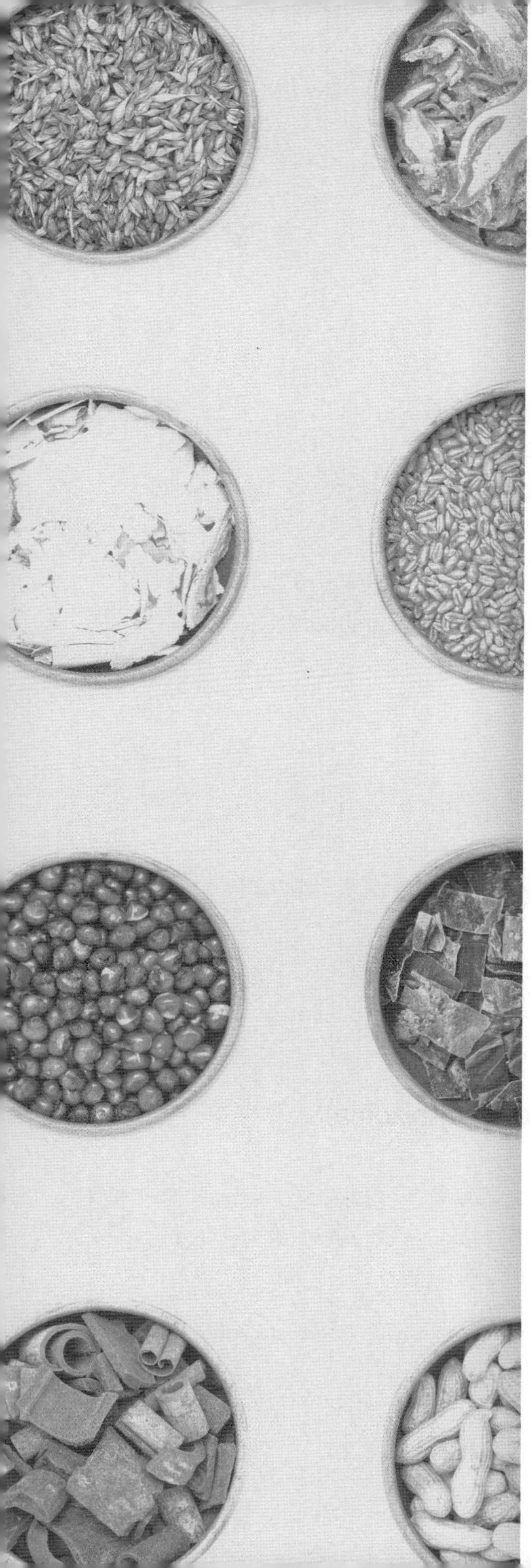

제2편 생약학

제1장 근류 생약
제2장 근경류 생약
제3장 종자류 생약
제4장 과실류 생약
제5장 전초류 생약
제6장 엽류 생약
제7장 피류 생약
제8장 화류 생약
제9장 목류 생약
제10장 수지류, 엑스류, 유액류 생약
제11장 은화식물류 생약
제12장 동물류 생약
제13장 유지류 생약

제1장 근류 생약

갈근(Puerariae Radix)

기 원	칡 *Pueraria lobata* (=*P. thunbergiana*)의 뿌리로서 그대로 또는 주피를 제거한 것
과 명	콩과(Leguminosae)
내부구조	형성층의 발육에 의한 동심성 윤층, 사부에는 결정세포열을 수반한 섬유속
함유성분	• Isoflavonoid : puerarin, daidzin, daidzein, genistin, genistein, formononetin 등 • triterpenoid : soyasaponin I 등
약 리	• 해열, 진경작용(daidzein) • 순환계 작용(isoflavonoid) • 혈당강하작용(puerarin) • 간세포보호, 알코올섭취억제 작용 등
응 용	해열, 발한, 진경작용이 있어 한방에서 감기약, 해열, 진통, 소염약으로 쓰이는 처방에 배합됨.
관련생약	갈화(Puerariae Flos) : 갈증을 없애주고 주독제거

감초(Glycyrrhizae Radix et Rhizoma)

기 원	감초 *Glycyrrhiza uralensis*, 광과감초 *G. glabra* 또는 창과감초 *G. inflata*의 뿌리 및 뿌리줄기로서 그대로(껍질이 붙어 있는 감초)또는 주피를 제거한 것(껍질 벗긴 감초)
과 명	콩과(Leguminosae)
함유성분	• Triterpene glycoside(oleanane type) : glycyrrhizin(감미성분), glycyrrhizin의 가수분해 glycyrrhetic acid + 2 glucuronic acid

- glycyrrhizin은 saponin이지만 수용액의 기포성과 용혈성이 현저히 약함
- Flavanone : liquilitin, liquiritigenin 등
- Chalcone : isoliquiritin, isoliquiritigenin 등
- Isoflavonone : formononetin 등

약 리
- Glycyrrhizin, glycyrrheticacid : 부신피질호르몬유사작용, 에스트로젠유사작용, 항염증작용, 항알러지작용, 해독작용, 고지혈증개선작용, 위점막세포내 cAMP 농도증가작용, 간세포보호작용, Phospholipase-A2저해작용, 항바이러스작용 등
- Flavonoid분획 : 항궤양작용, 위액분비억제작용, 진경작용 등
- 진경작용 : isoliquiritigenin

응 용 소화기성 궤양 치료 및 예방, 진경약, glycyrrhizin 제조원료, 한방에서는 완화, 진통, 해독 등을 목표로 사용됨. 그 자체의 치료작용 보다는 독성약물의 독성을 경감시키거나 여러 생약의 약효를 조화롭게 함.

주의 및 부작용 과량으로 오래 복용하면 glycyrrhizin에 의한 부종, 저칼륨혈증, 고혈압, 근수축이상, 심장기능이상의 알도스테론증을 초래할 수 있음.

길경(Platycodonis Radix)

기 원 도라지 *Platycodon grandiflorum*의 뿌리로서 그대로 또는 주피를 제거한 것

과 명 초롱꽃과(도라지과, Campanulaceae)

내부구조 피층은 목부보다 얇고 군데군데 빈틈이 있으며 백색이고 형성층은 때때로 갈색, 목부는 백색~엷은 갈색을 띠고 조직은 피층보다 약간 치밀함. 연합되어 있는 유관을 관찰할 수 있으며 전분은 없음. 냄새는 약간 있고 맛은 처음에는 없으나 나중에는 아리고 쓰다. 알콜중에 오래 담가 두면 세포막의 내면에 inulin 구정이 석출됨.

성 분
- Triterpenoid saponin 약 2% : platycodin A, C, D, D_2, D_3 등
- Lupane계 triterpenoid : betulin
- Phytosterol : α-spinasterol, α-spinasterol glucoside
- 기타 : inulin, apiose

약 리	• 거담작용 : saponin • 진통, 소염작용 : platycodin D • 항당뇨작용 • 항지방간작용 • 혈당강하작용, 간장 내의 cholesterol 함량저하, 말초혈관확장작용 등
확인시험	1) saponin의 기포 시험반응, 2) Liebermann-Burchard반응
응 용	거담, 진해약으로 기침, 기관지염, 화농성질환, 인후통

길초근(Valerianae Radix et Rhizoma)

기 원	쥐오줌풀 *Valeriana fauriei* 또는 기타 동속 근연식물의 뿌리 및 뿌리줄기
과 명	마타리과(Valerianaceae)
내부구조	피층은 엷은 회갈색으로 두꺼우며 그 두께는 회갈색을 띤 중심부의 약 2배. 특이한 냄새가 있고 맛은 약간 쓰다.
성 분	• 정유(kesso oil) 1.0~8.0% • Monoterpenoid : (+)-bornylisovalerate, bornylacetate 등 • Sesquiterpenoid : *α*-kessyl alcohol, *α*-kessyl alcohol acetate, kessylglycol diacetate 등 • Iridoid glycoside : kanokoside A~D 등 • Alkaloid : chatinine, valerianine
약 리	• 진정작용 : kessylglycol diacetate, kessylglycol 8-monoacetate CH_2Cl_2 추출물 • 항불안작용 : *α*-kessyl alcohol • 항스트레스성 궤양작용 : 50% EtOH 추출물
응 용	진정, 진경, 구풍약으로 히스테리증, 심계항진
관련생약	발레리아나근(Valerianae Officinalis Rhizoma) : *Valariana officinalis*의 뿌리줄기 • 길초근과 같은 용도로 사용 • Valepotriate(Epoxyiridoid ester) : valtrate, isovaltrate, acetovaltrate, didrovaltrate 함유

단삼(Salviae Miltiorrhizae Radix)

기 원	단삼 *Salvia miltiorrhiza*의 뿌리
과 명	꿀풀과(Labiatae)
내부구조	피층은 적갈색이며 목부는 회황색 또는 적갈색이고 유관속은 황백색이며 방사상으로 배열. 약간 특이한 향기가 있고 맛은 약간 쓰고 떫다.
성 분	• Diterpenoid : tanshinone Ⅰ, Ⅱ, ⅡA, Ⅳ, cryptotanshinone, dihydrotanshinone • Phenolic compound : rosmarinic acid, lithospermic acid A, B, salvianolic acid A, B • Alkaloid : salviamiltamide
약 리	• 순환계에 대한 작용(혈관확장작용, 심장질환 치료작용) : 물추출물, tanshinone Ⅰ, Ⅱ, cryptotanshinone • 간세포보호작용 : 물추출물 • 뇌세포보호작용 : salvianic acid A, tanshinone ⅡA • 항암작용 : tanshinone유도체 • 알코올섭취억제작용 : miltirone • 기타 : 진정, 진통, 항세균, 항진균, 항염증, 항알러지작용, 피부조직의 혈관신생작용촉진(salvianolic acid B), 파골세포의 분화와 뼈의 재흡수억제(tanshinone ⅡA), HIV-1 integrase를 선택적으로 억제(lithospermic acid A, B)
확인시험	이 약의 가루에 EtOH를 넣어 잠깐 끓여서 여과한 여액은 등황색을 나타내고 이 여액에 묽은 H_2SO_4와 Zn가루를 넣어 방치하면 황색으로 변한다.
응 용	활혈, 조경, 소종, 진통약으로 월경부조, 복통, 경폐, 산후의 구토와 복통, 류머티즘.

당귀(Angelicae Gigantis Radix)

기 원	참당귀 *Angelica gigas*의 뿌리
과 명	산형과(미나리과, Umbelliferae)
내부구조	횡단면에 5~6층의 코르크층에 이어 세포가 가로로 배열

성 분	• pyranocoumarin : decursin, decursinol, decursinol angelate • coumarin : nodakenin, umbelliferone, isoimperatorin 등
약 리	• 진정, 진통, 진경작용 : decursin, decursinol • 항암작용 : decursinol, decursinol angelate • 뇌세포보호 : decursinol
확인시험	참당귀 뿌리의 에테르 엑스를 TLC할 때 R_f 값이 dercursinol 및 decursin과 일치함.
응 용	보혈강장, 구어혈, 강장, 진정, 진통약으로 빈혈증, 신체동통, 월경불순, 월경곤란, 월경통, 특히 부인과질환(냉증, 빈혈, 갱년기장애, 혈행장애 등)에 사용. 처방 : 사물탕
관련생약	• 일당귀(Angelicae Radix), 기원식물 : *Angelica acutiloba*, 과명 : 산형과(미나리과, Umbelliferae) • 중국당귀(Angelicae Sinensis Radix), 기원식물 : *Angelica sinensis*, 과명 : 산형과(미나리과, Umbelliferae) • 일당귀와 중국당귀의 주성분 : phthalide 계(ligustilide, butylphthalide 등으로 참당귀와 차이 있음.)

백지(Angelicae Dahuricae Radix)

기 원	구릿대 *Angelica dahurica* 또는 항백지 *Angelica dahurica* var. *formosana*의 뿌리
과 명	산형과(미나리과, Umbelliferae)
성 분	• furanocoumarin : oxypeucedanin, byakangelicin, byakangelicol, imperatorin 등
약 리	• 해열, 진통작용 • 중추신경흥분작용 • 항염증작용 • 간세포보호 작용 • 항세균, 항진균작용 • 기타 : 백반증개선작용(psoralen과 8-methoxypsoralen)

확인시험	에탄올 추출액에 자외선(주파장 365 nm)을 쪼일 때 액은 청색-청자색의 형광을 나타낸다.
응 용	해열, 진통약으로 치통과 두통에 사용, 항미생물 작용이 있어 유방염, 조갑진균증, 여드름의 치료나 구강청결제에 쓰이고, 항산화제로 노화방지 화장품의 성분으로 이용되기도 함.

부자(Aconiti Lateralis Radix Preparata)

기 원	오두 *Aconitum carmichaeli*의 자근을 가공하여 만든 염부자, 부자편 및 포부자
과 명	미나리아재비과(Ranunculaceae)
성 분	• diterpene alkaloid: aconitine계(맹독성) : aconitine, hypaconitine, mesaconitine, jesaconitine 등 atisine계(저독성) : atisine, kobusine, ignavine, songorine 등 • benzylisoquinoline alkaloid : higenamine(강심 성분) • coryneine(강심 및 혈압상승 성분) 등
약 리	• 강심작용 : higenamine • 진통작용 : aconitine류 • 항염증작용 : aconitine류, ignavine • 혈당강하작용 등
응 용	진통, 강심, 강장, 흥분, 신진대사기능 항진제
확인시험	Dragendorff 시액 반응
주의 및 부작용	Aconitine 중독에 의한 사망 : 심장방실결절(A.V. node)의 심계동 소실에 의한 심한 부정맥으로, 뇌나 신체 각 기관에 도달하는 혈액량이 부족하게 되므로 심장이 짓눌리는 느낌 또는 의식이 희미해지거나 어지러움을 느끼다가 중독 후 24시간 이내에 사망함.
기 타	맹독성 alkaloid를 함유하므로 반드시 법제하여 사용하여야 하며, 법제 과정에서 aconitine계(맹독성)은 benzoylaconine과 aconine으로 가수분해되고, aconine의 독성은 aconitine의 1/2000~1/4000로 감소됨.

세네가(Senegae Radix)

기 원	세네가 *Polygala senega* 또는 넓은잎 세네가 *P. senega* var. *latifolia*의 뿌리
과 명	원지과(Polygalaceae)
내부구조	목부는 대개 원형이나 때때로 중심으로 향하여 불규칙한 부채모양~반원형으로 패어져 들어감. 제2차 피층에는 1~3 열의 수선에 낀 유세포 및 사관이 있고 모두 기름방울 모양의 내용물을 가짐.
성 분	• triterpenoidal saponin : senegin I~IV • aromatic acid : coumaric acid, ferulic acid, sinapic acid, *p*-methoxycinnamic acid 등 • oligosaccharide multi-ester : senegose A~O • 특정성분 : methylsalicylate
약 리	• 진해, 거담작용, 이뇨작용 • 항암작용 • 항남성호르몬작용 : hydroxyxanthone류 • 혈당강하작용 : senegin II와 III • 혈압상승작용 타액분비 촉진작용, 부종억제작용, 스트레스성 궤양 억제작용 등
확인시험	1) 가루에 물을 첨가한 후 세게 흔들면 작은 지속성 거품 생성, 2) 수용액의 흡수스펙트럼 -317nm에서 흡수극대를 나타냄.
응 용	거담, 진해약으로 기관지염, 폐렴

시호(Bupleuri Radix)

기 원	시호 *Bupleurum falcatum* 또는 그 변종의 뿌리
과 명	산형과(미나리과, Umbelliferae)
내부구조	포간성 분비도가 많이 산재, 목부에는 도관이 방사상으로 또는 계단상으로 배열되고 곳곳에 섬유군이 있다. 근두부의 수에는 피층과 같은 분비도가 있다. 유세포 속에는 전분립이 가득 차 있고 또한 기름방울을 볼 수 있다.

성 분	• Saponin : saikosaponin a, b, c, d, e, f, g 및 그의 genin • Triterpenoid : olean-11,13(18)-diene-3β,16β, 23, 28-tetraol 등 • Sterol : Δ^7-stigmasterol, α-spinasterol, Δ^7, Δ^{22}-stigmasterol, stigmasterol, adonitol • Flavonoid : 6-*C*-galactosyl-4′, 5, 7, 8-tetrahydroxyflavone, 6-*C*-glucosyl-4′, 5, 7, 8-tetrahydroxyflavone • Polyacetylene : saikodiyne A~C, 2*Z*, 9*Z*-pentadecadiene-4-diyn-1-ol 등 • Phenolic glycoside : icariside D_1, F_2, zizybeoside Ⅰ • Polysaccharide : bupleuran 2Ⅱb, polysaccharide B • 건조한 것을 정량할 때 saikosaponin a로서 0.3% 이상 함유
약 리	• 해열, 진통, 항경련 작용 • 간세포 보호작용 • 항균, 항바이러스, 항말라리아작용 • 항염증, 항궤양작용 : saikosaponin a, d • 면역증강작용
확인시험	1) saponin의 기포시험 반응, 2) TLC법에 의한 saikosaponin a 및 d 확인
응 용	해열, 해독, 진통, 진해, 소염약. 보통 감기, 급만성기관지염, 폐렴, 폐암으로 인한 기침에 좋은 반응을 보임.

용담(Gentianae Scabrae Radix et Rhizoma)

기 원	용담 *Gentiana scabra*, 과남풀 *G. triflora* 또는 조엽용담 *G. manshurica*의 뿌리 및 뿌리줄기
과 명	용담과(Gentianaceae)
성 분	• Iridoid(secoiridoid) glycoside : gentiopicroside, swertiamarin, trifloroside 등 • Xanthone : gentisin 등 • Alkaloid : gentianine 등 • Phenolic acid : gentisic acid 등
약 리	• 건위작용 : gentiopicroside, 엑스

	• 항염증작용 : gentiopicroside, 물 또는 에탄올 추출물
	• 해열작용 : 추출물
	• 기타 : 장염균의 내성 억제(streptomycin), Anaphylactic shock 억제 등
확인시험	1) 승화법-건조된 가루를 가열하면 담황색의 결정이 승화(gentisin), 2) TLC법에 의한 gentiopicroside 확인
응　　용	고미건위, 해열, 고미틴크의 제조
관련생약	겐티아나근(Gentianae Luteae Radix et Rhizoma)

겐티아나근(Gentianae Luteae Radix et Rhizoma)

기　　원	겐티아나 *Gentiana lutea*의 뿌리 및 뿌리줄기
과　　명	용담과(Gentianaceae)
성　　분	• Secoiridoid glycoside 고미배당체 : gentiopicroside, trifloroside, swertiamarin, amarogentin 등
	• Xanthone : gentisin, 7-hydroxy-3-methoxy-1-*O*-primeverosylxanthone
	• Flavonoid : isoorientin-2″-*O*-glucoside, isovitexin-2″-*O*-glucoside
약　　리	• 용담의 약리작용과 같음.
	• 중추신경억제, 위액분비촉진 : swertiamarin
	• 고미 및 강장작용 : gentiopicroside, amarogentin 등
	• 생쥐의 수영시간 연장, 약간의 진경작용 : 메탄올 추출물
응　　용	고미건위약(식욕부진, 헛배부름, 소화불량)
금기사항	위궤양, 십이지장궤양에는 사용하지 않음.

우슬(Achyranthis Radix)

기 원	쇠무릎 *Achyranthes japonica* 또는 우슬 *A. bidentata*의 뿌리
과 명	비름과(Amaranthaceae)
성 분	• ecdysteroid : inokosterone, ponasteroside A, ecdysterone 등 • steroid : rubrosterone 등 • oleanolic acid계 saponin : achyranthoside A~F 등
약 리	• 항염증작용 • 항종양작용 • 기타 : 혈당강하작용, 호르몬유사작용 등
확인시험	1) 가루 0.5g에 물 10ml를 넣고 세게 흔들면 지속성의 미세거품 발생(saponin 함유), 2) TLC법에 의한 20-hydroxyecdysone의 확인
응 용	구어혈, 통경, 이뇨, 관절통 개선

울금(Curcumae Radix)

기 원	온울금 *Curcuma wenyujin*, 강황 *Curcuma longa*, 광서아출 *Curcuma kwangsiensis*, 봉아출 *Curcuma phaeocaulis*의 덩이뿌리로서 그대로 또는 주피를 제거하고 쪄서 말린 것
과 명	생강과(Zingiberaceae)
성 분	• Curcuminoid(황색색소, diarylheptanoid) : curcumin I, II, III • 정유 : *ar*-tumerone, *ar*-curcumene, zingiberene, 1,8-cineole • 기타 : *p*-hydroxycinnamic acid
약 리	• 이담작용, 담즙분비 촉진작용 : curcumin I, II, III • 건위작용 • 항암작용 : curcumin • 항염증작용 : curcumin
확인시험	가루에 2% 붕산액을 넣을 때 진한 적갈색
응 용	이담, 방향성 건위약으로 간장염, 담도염, 담석증, 카타르성 황달 등에 사용함.

관련생약	• 강황(薑黃, Curcumae Longae Rhizoma) • 기원 : 강황 *Curcuma longa*의 뿌리줄기로서 속이 익을 때까지 삶거나 쪄서 말린 것

원지(Polygalae Radix)

기 원	원지 *Polygala tenuifolia*의 뿌리
과 명	원지과(Polygalaceae)
내부구조	엷은 회갈색의 주피로 둘러싸인 비교적 두꺼운 피부와 군데군데 큰 세포간극 존재
성 분	• Triterpenoid계 saponin : onjisaponin A-G, tenuifolin, tenuigenin A, B, presenegin-3-*O*-*β*-D-glucopyranoside 등 •Xanthone : polygalaxanthone Ⅰ-Ⅶ, onjixanthone Ⅰ, Ⅱ, 2,6,7,8-tetramethoxyxanthone, 3-hydroxy-2,6,7,8-tetramethoxyxanthone 등
약 리	• 거담작용(tenuigenin A, B) • 항균작용, 항염증작용 • 뇌세포보호작용, 진정작용(onjisaponin A-G)
확인시험	1) 가루 0.5g에 물 10ml를 넣고 세게 흔들어 섞을 때 지속성의 미세한 거품이 생김, 2) Liebermann-Burchard 반응
응 용	자극성거담약, 진해, 소염, 진정약

인도사목(Rauwolfiae Radix)

기 원	인도사목 *Rauvolfia* (=*Rauwolfia*) *serpentina*의 뿌리
과 명	협죽도과(Apocynaceae)
내부구조	피층의 유세포에는 전분립, 황적색 수지상 물질, calcium oxalate의 단정 존재
성 분	• Indole alkaloid : reserpine, deserpidine, ajmaline, ajmalicine, rescinnamine, serpentine 등

약 리	• 혈압강하작용, 진정작용, 최면작용 : reserpine, deserpidine, ajmalicine • 항부정맥작용 : ajmaline • 종양세포에 대한 면역반응 활성화
확인시험	횡단면 또는 분말에 $HNO_3(1\to2)$ 한 방울 떨어뜨리면 방사조직에 선명한 적자색
응 용	혈압강하제, 정신안정제, reserpine(혈압강하제, 중추억제약) 제조 원료

인삼(Ginseng Radix)

기 원	인삼 *Panax ginseng*의 뿌리로서 그대로 또는 가는 뿌리와 코르크층 제거한 것
과 명	두릅나무과(오갈피나무과, Araliaceae)
내부구조	전분립이 있고 박막성의 유세포 및 수지도가 있음, 수지도는 수산칼슘의 집정 및 단정 확인
성 분	[Dammarane계 saponin] • protopanaxadiol saponin : ginsenoside R_{a1}, R_{a2}, R_{b1}, R_{b2}, R_{b3}, R_c, R_d • protopanaxatriol saponin : ginsenoside R_e, R_f, R_{g1}, R_{g2}, R_{h1} • Oleanane계 saponin : ginsenoside R_o • polyacetylene : panaxynol, panaxytriol • 정유 : 약 0.05%(주성분 panacene, β-elemene 등) • 당류 : 단당류 약 1.5%(D-glucose, D-fructose), 이당류(sucrose, maltose), 삼당류 (trisaccharide-A~C) • alkaloid : spinacine • 기타 : β-sitosterol, β-sitosterol glucoside, panaxagin(단백질), vitamin B군, choline 등
약 리	• 자양강장작용 : ginsenoside R_{b2}, R_c, R_e, R_{g1} • 면역증강작용 : 물추출물 및 다당류 • 중추신경계작용 : ginsenoside R_b군은 중추억제 작용, ginsenoside R_g군 중추 흥분작용 • 심혈관계작용 : 유기용매 추출물 중심정맥합 및 심장박동수 내림 • 혈당강하작용 : 총사포닌, ginsenoside R_{b2}, panaxan류

- 지질대사작용 : ginsenoside R_{b2}
- 항암작용 : protopanaxatriol, ginsenoside R_{h2}
- 뇌하수체-부신피질계작용 : 20(S)-panaxadiol은 피로와 스트레스 저항성 증가
- 항미생물작용 : panaxagin
- 발모촉진작용 : 물추출물
- 간세포보호작용
- 학습능력개선작용

확인시험 1) 횡단면에 묽은 요오드 시액 적가하면 어두운 청색, 2) saponin에 의한 기포시험, 3) TLC법에 의한 ginsenoside R_{g1}의 확인

응 용 강장, 강심, 건위보정, 진정약으로 상용하며, 위장쇠약에 의한 신진대사기능 저하, 위부정체감, 소화불량, 구토, 흉통, 식욕부진, 당뇨

관련생약 홍삼(Ginseng Radix Rubra)

홍삼(Ginseng Radix Rubra)

기 원 인삼 *Panax ginseng*의 뿌리를 찐 것

과 명 두릅나무과(오갈피나무과, Araliaceae)

성 분
- 홍삼 특유의 성분 : ginsenoside R_{h2}(0.001%), 20(*R*)-R_{g2}(0.01%), 20(*S*)-R_{g2}(0.01%), 20(*R*)-R_{h1}(0.007%), R_{s1}(0.001%), R_{s2}(0.0015%), 등

약 리
- 전반적인 생리활성은 인삼과 같으며, 다음과 같은 생리활성이 추가로 보고됨.
- 강장작용 : 사포닌분획
- 항암작용 : ginsenoside R_{h1}, R_{g3}, panaxytriol
- 적혈구 변형 개선 및 혈압강하
- 골형성 및 골밀도 증가

응 용 강장, 강심, 건위보정, 진정약

자근(Lithospermi Radix)

기 원	지치 *Lithospermum erythrorhizon*, 신강자초 *Arnebia euchroma* 또는 내몽자초 *Arnebia guttata*의 뿌리
과 명	지치과(Boraginaceae)
성 분	• Naphthoquinone 색소 : shikonin, alkanin, acetylshikonin • Phenol성 화합물 : lithospermic acid A, B • Glycan : lithosperman A-C
약 리	• 강심작용, 해열작용, 혈압강하작용 • 항진균, 항바이러스 작용 : acetylshikonin, shikonin • 항암작용 : shikonin • 혈당강하 : lithosperman A, B, 및 C glycan
확인시험	1) 가루를 가열시 적색증기, 관의 벽에 응축하여 적갈색 기름방울 형성(shikonin). 2) 가루(절편)에 EtOH를 섞을 때 적색, 여기에 NaOH 가하면 청자색으로, 다시 염산 가하면 적색으로 변화.
응 용	소염, 해열, 해독약으로 종양, 습진, 화상에 사용. 자운고 등에 처방됨.

작약(Paeoniae Radix)

기 원	작약 *Paeonia lactiflora* 또는 기타 동속근연식물의 뿌리
과 명	작약과(모란과, Paeoniaceae)
성 분	• Monoterpene glycoside : paeoniflorin, oxypaeoniflorin, albiflorin • Acidic polysaccharide : peonan PA, peonan SB • Tannin : tetragalloylglucose, pentagalloylglucose, eugenin • Phenol 성 화합물 : paeonol
약 리	• 진경, 진정작용 : paeoniflorin • 혈소판응집 억제, 구어혈 작용 • 순환계에 대한 작용

	• 항암작용
	• 항염증작용
	• 기타 : 면역증강 작용, 혈당강하 작용, 항알러지 작용
확인시험	1) 가루를 EtOH로 추출, $FeCl_3$ 가하여 청자색 청녹색(Tannin), 2) TLC법에 의한 paeoniflorin 확인
응　　용	수렴, 완화, 진경, 진통약

지황(Rehmanniae Radix)

기　　원	지황 *Rehmannia glutinosa*의 뿌리
과　　명	현삼과(Scrophulariaceae)
성　　분	• Iridoid : catalpol, leonuride, aucubin, melittoside, rehmannioside A-D, geniposide
	• Caffeoyl glycoside : acteoside, forsythiaside
	• 당류 : stachyose, raffinose
약　　리	• 순환계에 대한 작용 : 강심, 이뇨, 혈압강하 작용
	• 뇌세포보호 작용
	• 간세포보호 작용
	• 항알러지 작용
관련생약	숙지황(Rehmanniae Radix Preparata)

숙지황(Rehmanniae Radix Preparata)

기　　원	지황 *Rehmania glutinosa*의 뿌리를 포제가공(구증구포)한 것
과　　명	현삼과(Scrophulariaceae)

성 분	• 건조한 것은 5-hydroxymethyl-2-furaldehyde 0.1%이상 함유 • 탄수화물의 조성에 있어서 건지황과 숙지황의 경우, 생지황에 많이 들어 있는 stachyose의 양이 상대적으로 적은 반면에, manninotriose의 양이 상대적으로 많다. 또한, iridoid 배당체와 catalpol의 양이 상대적으로 적음. • 지황의 수치에 의해 iridoid 및 그 배당체의 소실 및 함량 감소가 오고 당분해물인 5-hydroxymethyl-2-furaldehyde가 생성됨.
약 리	• 말초혈관 순환장애의 개선 : 적혈구의 탄력성을 개선, 적혈구의 응집반응을 억제, 섬유소의 분해를 촉진함으로서 혈액의 유동성을 개선, 건지황과 생지황의 경우에는 이러한 숙지황의 약리학적 효과가 나타나지 않음. • 항알러지 작용 • 강심, 이뇨작용 • 골형성 촉진작용
응 용	보혈, 강장, 해열, 지갈, 완하. 사물탕, 육미, 팔미지황환 등에 처방됨.

토근(Ipecacuanhae Radix et Rhizoma)

기 원	리오토근 *Cephaelis ipecacuanha* 또는 카르타게나토근 *Cephaelis acuminata*의 뿌리 및 뿌리줄기
과 명	꼭두서니과(Rubiaceae)
함유성분	• Isoquinoline alkaloid : emetine, cephaeline, psychotrine, emetamine, protoemetine, ipecoside
약 리	• 최토작용(emetic) : cephaeline, 식도의 말초신경 자극 후 구토중추 자극 • 거담작용 : emetine, 기도 분비액 증가 및 거담효과 • 항아메바작용 : emetine, 아메바의 운동성을 파괴함으로서 항아메바 작용, 세균성 적리에는 효과 없음.
확인시험	Snelling 반응(표백분 $CaOCl_2$ + 염산 : 적색)
응 용	거담제, 최토제, 아메바성 이질치료제

하수오(Polygoni Multiflori Radix)

기 원 • 하수오 *Polygonum multiflorum*의 덩이뿌리

과 명 여뀌과(마디풀과, Polygonaceae)

내부구조 방추형 또는 덩어리, 횡단면은 몇 개의 이상유관속이 있어서 꽃무늬를 이룸.

성 분
- anthraquinone : chrysophanol, emodin, rhein, physcion과 그 배당체
- stilbene : (*E*)-2,3,5,4′-tetrahydroxystilbene-2-*O*-*β*-D-glucoside,
  2,4,6,4′-tetrahydroxystilbene-2-*O*-*β*-D-glucoside,
  2,3,5,4′-tetrahydroxystilbene-2-*O*-*β*-D-glucoside-2″-monogalloyl ester,
  2,3,5,4′-tetrahydroxystilbene-2-*O*-*β*-D-glucoside-3″-monogalloyl ester

약 리
- 콜레스테롤 저하작용, 동맥경화예방작용
- 강장, 강심작용
- 뇌세포보호작용
- 사하작용 : anthraquinone 유도체
- 간보호작용
- 항산화작용 : stilbene glucoside
- 혈관확장작용, 면역억제작용 : emodin
- 부신피질호르몬과 유사작용
- 항바이러스작용

확인시험 가루를 Et_2O로 추출한 여액에 NH_4OH 시액을 가하고 흔들어 섞으면, 물층은 연한 적색~적색을 띰(anthraquinone, Bornträger 반응)

응 용 사하, 보혈, 강정, 강장약

관련생약
- 백수오, 백하수오(Cynanchi Wilfordii Radix)
- 기원 : 큰조롱 *Cynanchum wilfordii*의 덩이뿌리
- 과명 : 박주가리과(Asclepiadaceae)
- 성분 : Pregnane glycoside : wilfoside C1N, C2N, C3N, wilfoside K1N, gagaminine, sarcostin, deacylmetaplexigenin, wilforine

황금(Scutellariae Radix)

기 원	속썩은풀 *Scutellaria baicalensis*의 뿌리로서 그대로 또는 주피를 제거한 것
과 명	꿀풀과(Labiatae)
성 분	• Flavonoid : baicalein, baicalin, wogonin 등 • Diterpenoid : scutebaicalin 등
약 리	• 해열작용 : baicalein • 항염증작용 : baicalein, baicalin, wogonin • 이담작용 : baicalein, baicalin. wogonin은 이담작용 없음. • 죽상동맥경화방지 작용, 혈압강하 작용 : baicalein • 진정작용, 간세포보호 작용 : wogonin • 신경세포보호 작용 : wogonin, baicalein • 항종양작용 : baicalein, baicalin
응 용	소염, 해열약으로 염증, 출혈, 발열을 수반하는 질병, 특히 습열성 황달, 두통, 염증성 결막염, 옹저, 태동불안, 호흡기 감염, 위염, 장염

황기(Astragali Radix)

기 원	황기 *Astragalus membranaceus* 또는 몽고황기 *Astragalus membranaceus* var. *mongolicus*의 뿌리로서 그대로 또는 주피를 제거한 것
과 명	콩과(Leguminosae)
성 분	• Isoflavonoid : astraisoflavan, formononetin, astrapterocarpan 등 • Triterpene saponin : astragaloside I-IV(cycloartane type), soyasaponin I (oleanane type)
약 리	• 강장작용 • 면역증강작용 : 추출물 • 이뇨, 혈압강하작용 • 간장보호 작용

	• 항염증 작용 • 항암작용
응 용	강장, 강심, 이뇨, 지한약으로 허약체질, 영양불량, 딸기능 부전, 급만성 신염

제2장 근경류 생약

대산(Allii Bulbus)

기 원	마늘 *Allium sativum*의 비늘줄기(인경)
과 명	백합과(Liliaceae)
성 분	• 유황함유 화합물 : alliin, allicin, diallyl disulfide, cycloalliin, ajoene, *S*-allylcysteine, *S*-allylmercapto-L-cysteine • Alliin은 무취, 무자극의 신미성분이지만, 세포가 죽거나 또는 파괴되면 공존하는 효소 alliinase에 의해 마늘 특유의 자극성의 강한 냄새가 나는 유상의 allicin으로 분해됨.
약 리	• 항세균, 항진균, 항트리코모나스작용(항미생물작용) • 순환계에 대한 작용 • 항암작용 : 유기황 화합물들은 종양의 성장을 억제. allicin은 항산화작용 있음.
응 용	건위, 발한, 이뇨, 정장, 살균, 구충약, 향신료, 이질의 보조치료약으로 경증의 이질에 사용

대황(Rhei Radix et Rhizoma)

기 원	장엽대황 *Rheum palmatum*, 탕구트대황 *R. tanguticum* 또는 약용대황 *R.officinale*의 뿌리 및 뿌리줄기로서 주피를 제거한 것
과 명	여뀌과(마디풀과, Polygonaceae)
내부구조	횡단면은 형성층 부근에서 회오리 모양의 독특한 무늬가 있음.(선문, 와문, 방선문)

성　　분　• Dianthrone glycoside : sennoside A-F

• Anthraquinone 유도체 : chrysophanol, emodin, aloe-emodin, rhein 등

• Tannin : rhatannin I, II

약　　리　• 사하작용 : sennoside는 경구투여시 위장관에서는 흡수되지 않고 대장으로 이행한 후 장내 세균에 의해 rhein anthrone으로 분해되고, 이 성분이 장 연동운동 촉진, 수분 및 Na 흡수저해, 점액분비 촉진에 의해 사하작용, 이때 배당체형은 대장까지 이행하기 위해서는 필수적이고, 만약 유리형의 anthrone 화합물이 생약 중에 있으면 복통이나 구토, 설사를 일으키므로, 유리형 anthrone 함유 생약은 채취 후 1년 이상 지난 것을 쓰도록 하고 있음.

• 항미생물 작용, 수렴작용, 건위작용, 이담 작용

• 항염증작용

확인시험　1) Bornträger 반응 : anthraquinone에 10% KOH 또는 NaOH시액을 가하면 적색을 나타냄, 2) 승화시험 : 대황분말을 slide glass위에서 승화시킬 때 황색결정이 분리됨, 3) TLC법에 의한 sennoside A의 검출 : TLC 전개 후 UV조사(365nm)시 적색의 형광

응　　용　대장성 사하제(대량), 소염성건위약(소량), 변비에 의한 복통, 화농성 종창

관련생약　센나엽, 결명자, 노회, 카스카라사그라다피, 후랑굴라피

맥문동(Liriopis seu Ophiopogonis Tuber)

기　　원　맥문동 *Liriope platyphylla* 또는 소엽맥문동 *Ophiopogon japonicus* 뿌리의 팽대부

과　　명　백합과(Liliaceae)

성　　분　• Steroidal saponin : ophiopogonin A, B

• Homoisoflavonoid : ophiopogonone A, B

약　　리　• 해열, 진해, 거담작용

• 항염증 작용

• 기타 : 혈당강하 작용, 뇌세포 보호작용

응　　용　진해, 거담, 자양강장, 이뇨, 지갈, 점활성 소염

반하(Pinelliae Tuber)

기 원	반하(끼무릇) *Pinellia ternata*의 덩이줄기로서 주피를 완전히 제거한 것
과 명	천남성과(Araceae)
성 분	• homogentisic acid, homogentisic acid glucoside, 3,4-dihydroxybenzaldehyde 및 그 diglucoside • Polysaccharide : pinellian PA, pinellian G (glucan) 등
약 리	• 진토작용 : 생강, 백반으로 법제한 반하는 자극성이 없고 진토(구토작용 억제)작용을 가짐. 반면, 법제하지 않은 반하는 구토를 일으킴.(최토작용) • 진정작용 • 거담작용 • 세포응집, 면역증강작용 등
응 용	진토, 진정, 거담약으로 오심, 구토, 기침, 급성위카타르, 인후종통, 임신 중 구토 등에 쓰이고 일반적으로 생강과 함께 사용함.
기 타	반드시 법제하여 사용해야 함.

방기(Sinomeni Caulis et Rhizoma)

기 원	방기 *Sinomenium acutum*의 덩굴성줄기 및 뿌리줄기
과 명	새모래덩굴과(방기과, Menispermaceae)
성 분	• Phenanthrene계 alkaloid : sinomenine, disinomenine, isosinomenine 등 • Aporphine계 alkaloid : magnoflorine, tuduranine 등 • Chlorine-containing alkaloid : acutumine, acutumidine
약 리	• 항과민성작용, 항염증작용 : 임상적으로 염증성 질환과 관절염의 치료에 사용, sinomenine(히스타민 유리 억제작용 : 국소 진통, 항과민 반응, 항염증 작용), 중추억제, 혈압강하 • 진통, 해열, 이뇨, 근이완 작용 • 항균, 항아메바작용

확인시험	1) Dragendorff시약에 황적색 침전, 2) Mayer시약에 회갈색 침전(alkaloid 확인반응)
응　용	부종, 관절수종, 복수에 대한 이뇨, 관절통, 류머티즘에 대한 소염진통약

백출(Atractylodis Rhizoma Alba)

기　원	삽주 *Atractylodes japonica* 또는 백출 *Atractylodes macrocephala*의 뿌리줄기로서 그대로 또는 주피를 제거한 것
과　명	국화과(Compositae)
성　분	• Sesquiterpenoid : atractylon, 3-β-hydroxy-atractylon, atractylenolide I~III, eudesma-4(14),7(11)-diene-8-one 등 • Sesquiterpene glycoside : atractyloside A, B, 10-*epi*-atractyloside A 등 • 다당체 : atractan A, B, C
약　리	• 건위작용 : atractylon, 스트레스에 의한 위궤양발생 예방 • 이뇨, 지한작용 : atractylon • 진정작용 • 혈당강하작용 • 안태작용 • 기타 : 면역증강작용, 항미생물작용, 항염증작용, 간세포보호작용 및 담즙분비 촉진작용
확인시험	가루 0.5g에 EtOH 5ml를 넣고 수욕 중에서 2분간 온침하여 여과한 용액 2ml에 vanilline·HCl 0.5ml를 넣어 곧 흔들어 섞을 때 액은 홍색~홍자색을 나타내고 그 색은 지속성임
응　용	방향성 건위제로 진정, 이뇨, 지한, 자양, 안태작용
관련생약	창출(Atractylodis Rhizoma)

창출(Atractylodis Rhizoma)

기 원 모창출 *Atractylodes lancea* 또는 북창출 *Atractylodes chinensis*의 뿌리줄기

과 명 국화과(Compositae)

성 분
- Sesquiterpenoid : β-eudesmol, hinesol, atractylon, atractylenolide I~III 등
- Sesqui terpene glycoside : atractyloside A~I 등
- Polyacetylene : atractylodin, atractylodinol 등

약 리
- 건위, 이뇨작용 : β-eudesmol과 hinesol 혼합물
- 진경, 진정작용 : β-eudesmol
- 항염증 작용
- 기타 : 반사기능 항진작용, 중추마비작용, 방부작용, 혈당강하작용 등

확인시험 가루 0.5g에 EtOH 5ml를 넣고 수욕 중에서 2분간 온침하여 여과한 용액 2ml에 vanilline·HCl 시액 0.5ml를 넣어 곧 흔들어 섞을 때 액은 1분 이내에 적색~적자색을 나타내지 않는다.

응 용 방향성 건위, 정장, 이뇨, 발한약으로 위내정수

산약(Dioscoreae Rhizoma)

기 원 마 *Dioscorea batatas* 또는 참마 *D. japonica*의 주피를 제거한 뿌리줄기(담근체, rhizophor)를 그대로 또는 쪄서 말린 것

과 명 마과(Dioscoreaceae)

성 분
- 마(*D. batatas*) : steroidal saponin (dioscin), batatasin I~III(휴면유발물질), 전분, mannan, dioscorin(단백질) 등
- 참마(*D. japonica*) : 전분, mucilage, amylase, arginine, choline, allantoin, dioscoran A~F (glycan) 등

약 리
- 자양작용
- 소화촉진작용
- 지사작용, 거담작용

- 항산화작용 : mucilage, dioscorin
- 기타 : 항암작용, 혈당강하작용 등

확인시험 Liebermann-Burchard 반응

응 용 diosgenin의 원료(diosgenin은 반합성 스테로이드호르몬의 원료임)

스코폴리아근(Scopoliae Rhizoma)

기 원 미치광이풀 *Scopolia japonica* 또는 *S. carniolica*의 뿌리줄기

과 명 가지과(Solanaceae)

성 분
- Tropane alkaloid : (±)-hyoscyamine (=atropine), scopolamine, apoatropine 등
- coumarin : scopolin, scopoletin

약 리
- 부교감신경 억제작용 : cholinergic antagonist로서 타액분비, 기관지 분비 및 기관지 수축작용을 억제하며, 진토작용 및 내장 평활근에 대한 진경작용을 나타내며, 홍채괄약근의 동안신경 말초를 마비시켜 동공산대
- atropine : 스트레스성 위궤양 억제, 위세포 보호, 소장운동 및 분비 억제작용
- scopolamine : 진정, 최면작용, 다량에서는 지적능력 장애
- 진경, 진통작용 : scopolamine (내장평활근 수축 억제-식후 위경련 완화)
- 혈압강하작용, 진경작용, 담즙분비 유도, 부종 완화 : scopoletin

확인시험 1) 개량 Vitali 반응(tropic acid 검출) : 가루에 Et_2O 및 NH_4OH를 가하여 섞은 뒤 여과하고, 여액에 황산을 넣어 추출한 뒤 NH_4OH 및 Et_2O를 넣어 다시 추출한다. 추출액을 증발시킨 후 잔류물에 발연질산을 넣고 증발건고한 다음 잔류물을 DMF (dimethylformamide)로 녹이고 tetraethylammonium hydroxide 시액을 넣으면 액은 적자색~자색을 나타냄. 2) TLC법에 의한 atropine 및 scopolamine의 확인 (Dragendorff 시액), 3) Coumarin의 확인 : chloroform 추출물에 NH_4OH를 가하여 방치하면 NH_4OH층이 청록색 형광을 나타냄.

응 용 진통, 진경, 스코폴리아엑스, 황산아트로핀, 브롬화수소산스코폴라민의 제조 원료로 응용. 스코폴리아엑스는 위산과다, 위통, 위경련, 십이지장궤양, 경련성변비 등에 쓰임

관련생약 1) 스코폴리아엽(Scopoliae Folium)

- 기원 : 미치광이풀 *Scopolia japonica* 및 동속식물의 꽃 필 때의 잎
- 성분 : (-)-hyoscyamine, norhyoscyamine

2) 벨라돈나근(Belladonnae Radix)

- 기원 : 벨라돈나 *Atropa belladonna*의 뿌리
- 성분 : (-)-hyoscyamine, (-)-scopolamine, atropine, apoatropine 등

3) 다투라엽(Daturae Folium)

- 기원 : 독말풀 *Datura stramonium*, 흰독말풀 *D. metel* 또는 기타 동속 근연식물의 꽃필 때의 잎
- 성분 : (-)-hyoscyamine, atropine, scopolamine, apoatropine, metelodine

4) 히요스엽(Hyoscyami Folium)

- 기원 : 사리풀 *Hyoscyamus niger*의 잎
- 성분 : (-)-hyoscyamine, (-)-scopolamine, atropine, apoatropine 등

여로(Veratri Rhizoma)

기　원 참여로 *Veratrum nigrum* var. *ussuriense* 또는 박새 *V. oxysepalum*의 뿌리줄기와 뿌리

과　명 백합과(Liliaceae)

성　분
- Steroidal alkaloid : Jeveratrum alkaloid(jervine, veratramine, veratrosine), Ceveratrum alkaloid(protoveratrine A, B, cevine)

약　리
- 혈압강하작용 : alkaloid성분(protoveratrine A, B, veratramine), 혈관운동 중추를 억제하여 혈압강하 작용을 일으키나, 치료량과 중독량의 차이가 매우 적은 단점
- 기타 : 살충작용(veratramine)

확인시험 Mayer시약에 의한 황백색 침전 생성

응 용 혈압강하제, 독성이 강하여 피부질환에 약간 사용될 뿐임, 농업용 살충제

주의 및 부작용 독성이 있으며, alkaloid 성분의 최기형성이 보고된 바 있음.

절패모(Fritillariae Thunbergii Bulbus)

기 원 중국패모 *Fritillaria thunbergii*의 비늘줄기

과 명 백합과(Liliaceae)

성 분
- steroidal alkaloid : verticine (=peimine), verticinone, peiminoside, fritilline, fritillarine
- diterpenoid : *trans*-communol, *trans*-communic acid

약 리
- 진해작용 : peimine, peiminine
- 혈압강하작용 : 패모를 석회에 담갔다가 햇빛에 건조시키면 peimine-*N*-oxide와 peiminine-*N*-oxide가 생성되며 독성이 훨씬 낮고 보다 강력한 혈압강하 작용을 나타내므로 법제하면 독성은 줄고 약리작용은 증대됨.
- 중추신경흥분 억제작용 : peimine, peiminine

확인시험 1) Liebermann-Burchard반응, 2) Mayer시액에 흰색 침전, 3) Dragendorff시약에 황적색

응 용 기관지염 또는 상기도 감염등에 의한 기침과 호흡곤란을 경감시키기 위한 진해, 거담약으로 주로 사용하며 배농약으로도 사용

지모(Anemarrhenae Rhizoma)

기 원 지모 *Anemarrhena asphodeloides*의 뿌리줄기

과 명 백합과(Liliaceae)

성 분
- steroidal saponin : timosaponin A-Ⅰ~A-Ⅳ(비당체는 sarsasapogenin)
- Xanthone *C*-glycoside : mangiferin, isomangiferin

	• lignan : nyasol (=*cis*-hinokiresinol)
	• glycan : anemaran A~D
약 리	• 해열, 진정, 거담작용 : 강한 해열작용 및 만성 기관지염에 유효
	• 항세균, 항진균 작용
	• 혈압강하작용 : anemaran A~D, mangiferin, pseudoprototimosaponin AⅢ
	• 항암작용
	• 기타 : 발모촉진 작용, 혈소판 응집 억제작용
확인시험	1) saponin에 의한 기포시험, 2) Liebermann-Burchard 반응
응 용	해열, 이뇨, 진정, 진해, 지사약으로 번열, 구갈에 이용

천궁(Cnidii Rhizoma)

기 원	천궁 *Cnidium officinale* 또는 중국천궁 *Ligusticum chuangxiong*의 뿌리줄기로서 그대로 또는 끓는 물에 데친 것
과 명	산형과(미나리과, Umbelliferae)
성 분	• Phthalide 정유 : ligustilide, ligustilidiol, butylidenephthalide (*Z*-form), butylphthalide, cnidilide, neocnidilide, isocnidilide, senkyunolide A-I 등
	• 기타 : falcarindiol, falcarnolone, pregnolone, ferulic acid, chlorogenic acid, vanillin, apiol, coniferyl ferulate, vitamin C, cnidirhan AG, cnidirhan SI, SIIA 등
약 리	• 진경, 진정작용 : ligustilide, cnidilide, senkyunolide
	• 혈관확장, 혈압강하작용 : Et_2O 추출물
	• 뇌세포보호작용 : falcarindiol
	• 면역증강작용 : cnidirhan AG, cnidirhan SI, cnidirhan SIIA
	• 진통작용 : 50% MeOH 추출물
	• 살충작용
	• 항암작용, 비타민 E 결핍증 치유작용, 항세균, 항진균작용
응 용	진정, 진경, 진통, 보혈강장, 구어혈약으로 부인과 질환에 사용

천마(Gastrodiae Rhizoma)

기 원 천마 *Gastrodia elata*의 덩이줄기를 쪄서 건조한 것

과 명 난초과(Orchidaceae)

성 분
- Phenolic 유도체 : gastrodin, 4-hydroxybenzylalcohol, 4,4′-dihydroxydiphenylmethane, vanillyl alcohol, 4-hydroxybenzaldehyde, vanillin, gastrol
- Phytosterol : β-sitosterol, daucosterol, campesterol, α-spinasterol, stigmasterol

약 리
- 진정, 진경, 진통작용 : gastrodin, 4-hydroxybenzaldehyde, 추출물, vanillyl alcohol, *S*-(4-hydroxybenzyl)glutathione
- 뇌세포보호작용 : MeOH 추출물의 Et_2O 분획물, vanillin, *p*-hydroxybenzaldehyde
- 기타 : 항전간 작용, 항진균 작용

응 용 진정, 진경약으로 두통, 현기증, 히스테리증, 전간, 반신불수, 사지경련, 안면마비, 두통, 류머티스에 사용

현호색(Corydalis Tuber)

기 원 들현호색 *Corydalis ternata* 또는 연호색 *C. yanhusuo*의 덩이줄기

과 명 양귀비과(Papaveraceae)

성 분
- Isoquinoline alkaloid : corydaline, tetrahydrocoptisine, tetrahydropalmatine, galucine, protopine corybulbine, tetrahydrocolumbamine, dehydrocorydaline

약 리
- 진통, 진정작용 : 현호색 가루의 진통효과는 아편의 1/100
- ACTH(adrenocorticotropic hormone, 부신피질자극 호르몬) 분비촉진 작용
- 항궤양 작용 : 위액분비 억제, 소화성 궤양 발생 억제 및 치유
- 기타 : 기억력 감퇴 개선, 중추성 진토작용

확인시험 Mayer 시액으로 황갈색 솜모양의 침전

응 용 정혈, 진통, 진경약으로 두통, 위통, 복통, 월경통에 사용하며 특히 부인이 생리불순에 의한 하복부의 통증에 효능이 있으며, 항궤양약으로도 개발됨.

제1편 천연물화학

제2편 생약학

제3편 한약제제학

황련(Coptidis Rhizoma)

기 원 황련 *Coptis japonica*, 중국황련 *C. chinensis*, 삼각엽황련 *C. deltoidea* 또는 운련 *C. teeta*의 뿌리줄기로서 뿌리를 제거한 것

과 명 미나리아재비과(Ranunculaceae)

성 분
- Isoquinoline alkaloid : berberine, palmatine, coptisine, jateorrhizine, worenine
- Lignan : woorenoside I-V, pinoresinol, isolariciresinol
- 기타 : magnoflorine, ferulic acid

약 리
- 항미생물 작용 : isoquinoline alkaloid, 장내 유해미생물, 황색포도상 구균, 적리균, 콜레라균, 칸디다균 등에 대해 항균작용
- 항염증 작용
- 중추신경계에 대한 작용 : 중추신경 억제작용
- Berberine : 항균작용, 항콜레라독소작용, 혈압강하작용, 근수축력 증강작용, 항헤파린작용, 아세틸콜린증강작용, 항염작용, 해열작용, 담즙분비 및 빌리루빈 배출 촉진작용, 혈중콜레스테롤 저하작용

확인시험 1) 추출액에 HCl 및 H_2O_2시액 가할 때 적자색(berberine), 2) TLC법에 의한 berberine의 확인

응 용 세균성 설사에 대한 지사약 및 소염성 고미건위약으로 각종 위장약, 정장지사약의 원료로 사용

히드라스티스근(Hydrastidis Rhizoma)

기 원 히드라스티스 *Hydrastis canadensis*의 뿌리줄기 및 뿌리

과 명 미나리아재비과(Ranunculaceae)

성 분
- Isoquinoline alkaloid : β-hydrastine, canadine, berberine 등
- hydrastine은 산화되면 hydrastinine이 됨.

약 리	• 혈관수축작용 : hydrastine(hydrastinine이 더 강함.) • 지혈작용 : hydrastine • 항미생물작용 : berberine • 기타 : 소장 연동운동 감소, 항부정맥 작용, 기관지확장작용 등
응 용	자궁출혈, 월경과다에 대한 지혈제, 살균성 고미건위제

제3장 종자류 생약

개자(Brassicae Semen)

기 원	갓 *Brassica juncea* 또는 그 변종의 잘 익은 씨
과 명	십자화과(Cruciferae)
함유성분	• 유황 화합물 : sinigrin, 8-(methylsulfonyl)octyl glucosinolate, 9-(methylsulfonyl)nonyl glucosinolate, *p*-hydroxybenzyl glucosinolate, 3-isothiocyanate-1-propene, 4-isothiocyanate-1-butene 등 • phytoalexin : brassinin, cyclobrassinin • 기타 : sinapine, sinapic acid, sinigrin은 myrosinase에 의해 allylisothiocyanate로 분해
약 리	• 피부인적작용 • 거담작용 • 기타 : 항균작용, 미백작용, 항산화작용, 해독작용 등
확인시험	1) 자극성 냄새(allylisothiocyanate), 2) 가수분해 후 수증기 증류하여 얻은 유출액에 phenylhydrazine시약을 가하면 침 상결정 생성(allylisothiocyanate)
응 용	향신료, 가루를 반죽하여 기관지염, 폐렴, 신경통 등의 습포제

견우자(Pharbitidis Semen)

기 원	나팔꽃 *Pharbitis nil* 또는 둥근잎나팔꽃 *Pharbitis purpurea*의 잘 익은 씨
과 명	메꽃과(Convolvulaceae)

성 분	• Resin glycoside(수지배당체) : pharbitin(pharbitic acid의 당부에 tiglic acid, methylethyl acetic acid, nilic acid가 결합한 것), pharbitic acid C, D
약 리	• 사하작용 : 수지성 물질인 pharbitin(물에 녹지 않아 견우자 전제는 사하작용 없음)
응 용	준하제, 이뇨제
주의 및 부작용	일정량 이상 복용하면 중독증상 나타날 수 있고 임부, 신체허약자, 파두와는 배합금기

빈랑자(Arecae Semen)

기 원	빈랑나무 *Areca catechu*의 잘 익은 씨로서 열매를 채취하여 물에 삶아 열매껍질을 벗긴 것
과 명	야자과(Palmae)
성 분	• Pyridine alkaloid : arecoline, arecaidine, guvacine, guvacoline • Steroid : diosgenin • Tannin : catechin, arecatannin A1-3, B1
약 리	• 구충작용 • 건위작용 • 항바이러스, 항진균 작용 • 부교감신경흥분작용 • 중추신경흥분작용
확인시험	Dragendorff 시액-황적색
응 용	건위, 소화, 수렴, 구충약(조충구제약)

육두구(Myristicae Semen)

기 원	육두구 *Myristica fragrans*의 잘 익은 씨로서 씨껍질을 제거한 것(가종피 및 씨껍질을 제거하고 사용)

과 명 육두구과(Myristicaceae)

성 분
- Phenylpropene : myristicin, *trans*-isoelemicin, safrole
- Lignan과 neolignan : dihydroguaiaretic acid, fragransol A, B, fragransin D, D_2, D_3, E_1, austrobailignan-7 등
- Arylalkanone : malabaricone A~C
- 정유 성분 : α-pinene, camphene

약 리
- 구풍, 건위작용 : eugenol
- 항암작용 : dihydroguaiaretic acid
- 항염증작용 : myristicin, eugenol, isoeugenol
- 기타 : 간세포보호작용, 항고지혈증 작용, 항미생물작용
- 환각작용 : myristicin

응 용 구풍제(복부팽만), 방향성건위제, 향미료

주의 및 부작용 15g 이상 복용시 환각작용과 과도한 심계항진을 유발하며, 더 많은 양을 섭취하면 중독, 치사하게 됨. 환각작용 물질은 myristicin, isoelemicin으로 추정되며 체내에서 transamination을 거쳐 3-methoxy-4,5-methylenedioxyamphetamine (MMDA)과 같은 아민류로 대사되어 이러한 환각작용을 나타내는 것으로 추정됨.

차전자(Plantaginis Semen)

기 원 질경이 *Plantago asiatica* 또는 털질경이 *P. depressa*의 잘 익은 씨

과 명 질경이과(Plantaginaceae)

성 분
- Mucilage : plantasan, plantago-mucilage A
- Iridoid : aucubin, catalpol
- Phenolic glycoside : acteoside, syringin, plantamajoside

약 리
- 종피의 점액질은 물리적 완하제로 변비치료에 사용
- 이뇨작용 : 수분배설 증가시킴과 동시에 뇨중의 요소, 염화나트륨, 요산 등의 배설도 증가시킴.
- 진해작용 : 차전초에서 분리된 plantaginin은 임상적으로 진해효과 있음.

확인시험	1) 온탕을 가하여 10분간 방치시 종피는 부풀어 점액을 형성, 2) 팽화시험(팽화점유면적 조사)
응　　용	소염, 이뇨, 점활, 지사, 진해약

카라발두(Physostigmatis Semen)

기　　원	카라발콩 *Physostigma venenosum*의 성숙 종자
과　　명	콩과(Leguminosae)
성　　분	• Indole alkaloid : physostigmine (=eserine), norphysostigmine, eseramine, geneserine
약　　리	• 부교감신경 흥분작용 : physostigmine, 장운동 촉진, 동공 수축, 선분비 항진, 근무력증 개선
응　　용	Physostigmine sulfate 및 physostigmine salicylate(동공 수축, 안압 저하 작용, 초기 녹내장 치료, 근무력증 개선), 수술 후의 장 마비에 사용. strychnine, atropine, curare의 해독

커피두(Coffeae Semen)

기　　원	커피나무 *Coffea arabica*, *C. liberica*, *C. canephora*의 종자
과　　명	꼭두서니과(Rubiaceae)
성　　분	• Purine alkaloid : caffeine, theobromine, theophylline • 기타 : chlorogenic acid, 4,5-di-*O*-caffeoylquinic acid, cafestol
약　　리	• 중추신경흥분작용 : 대뇌피질에 작용하여 감각수용능 및 정신기능 항진시켜 졸음을 제거 • Chlorogenic acid는 장의 연동운동 촉진, 중추신경 흥분

	• 강심, 이뇨작용 : caffeine은 심장에 직접 작용하여 심근 수축력 증가, 관상동맥 확장, 신사구체 여과를 항진하여 요생성 증가
응 용	각성제, caffeine 제조원료, 기호 음료

콜히쿰자(Colchici Semen)

기 원	콜히쿰 *Colchicum autumnale*의 성숙한 씨
과 명	백합과(Liliaceae)
성 분	• Alkaloid : colchicine, colchicoside, demecolcine, 3-demethylcolchicine
약 리	• 통풍치료작용 : colchicine은 통풍에 의한 발작에 선택적 효과, 통풍 발작시 국소에 침윤된 백혈구의 요산탐색작용 및 탐식호중구의 탈과립화가 증가 되는 현상을 억제 • 유사분열 억제작용 : tubulin에 결합하여 microtubule의 형성 억제, 즉 방추사의 형성을 방해함으로써 유사분열 억제
응 용	통풍치료제, 염색체 배가제

파두(Crotonis Semen)

기 원	파두 *Croton tiglium*의 씨로 씨껍질(종피)을 벗겨서 사용함
과 명	대극과(Euphorbiaceae)
성 분	• Tigliane phorbol ester : phorbol ester A1-A4, B1-B7, 13-*O*-acetylphorbol-20-linolate, 13-*O*-tigloylphorbol-20-linolate • 독성단백 : crotin • Croton resin : 준하성분으로 tetracyclic diterpene alcohol인 phorbol ester류로 결합되는 산에 따라 구분됨.
약 리	• 준하작용 : croton oil은 소장의 평활근에 직접적으로 작용하여 준하작용을 나타냄. • 피부인적작용 : croton oil

	• 기타 : croton oil은 자궁출혈 작용, crotin에는 용혈작용, phorbol ester류(예, TPA)는 강력한 발암성
응 용	완고한 변비(준하제), 동상예방(피부자극약)

행인(Armeniacae Semen)

기 원	살구나무 *Prunus armeniaca* var. *ansu*, 개살구나무 *P. mandshurica* var. *glabra*, 시베리아 살구 *P. sibirica* 또는 아르메니아살구 *P. armeniaca*의 잘 익은 씨
과 명	장미과(Rosaceae)
성 분	• Cyanogenic glycoside(청산배당체) : amygdalin, prunasin, mandelic acid glycoside • Steroid : estrone, α-estradiol • emulsin
약 리	• 진해작용 : amygdalin • 거담작용 • 통변작용 • 기타 : AchE 저해작용(Alzheimer's disease 치료효과)
확인시험	1) 물을 넣고 빻을 때 benzaldehyde 냄새가 남, 2) 빻아서 시험관에 넣고 소량의 물을 넣어 약간 데워주면 관 주둥이에 꽂아놓은 황산구리, 초산 benzidine(신조품) 시험지가 청색으로 변함.(HCN)
응 용	거담, 진해, 평천, 윤장(통변)작용
관련생약	도인(Persicae Semen)

도인(Persicae Semen)

기 원	복숭아 *Prunus persica* 및 산복사 *P. davidiana*의 잘 익은 씨
과 명	장미과(Rosaceae)

성 분	• Cyanogenic glycoside(청산배당체) : amygdalin • Flavonoid : multiflorin A, B, multinoside A
약 리	• 진해, 거담작용 • 기타 : 1% 알코올 추출물은 혈액응고 억제, 항염증작용, 해독작용, 통변작용.
확인시험	TLC법에 의한 amygdalin의 확인
응 용	소염성 구어혈약으로 하복부의 복만, 복부의 혈액정체, 월경불순, 타박상에 의한 동통, 산후 어혈의 정체에 의한 통증, 그 밖에 혈행불순에 의한 관절통

호미카(Strychni Semen)

기 원	마전자나무 *Strychnos nux-vomica*의 잘익은 씨
과 명	마전과(Loganiaceae)
성 분	• Indole alkaloid : strychnine, strychnine *N*-oxide, brucine, brucine *N*-oxide • Iridoid : 4-deoxyloganin, loganin, secologanin, loganic acid 등
약 리	• 중추신경흥분작용 : strychnine은 척수의 반사흥분성(reflex excitability) 항진. 중독시에 후궁반사(opisthotonus)를 일으킴. • 건위작용 : 위장기능 항진으로 위액 분비 촉진(strychnine, brucine) • 항염증작용, 진통작용 • 기타 : 열을 가하면 strychnine과 brucine같은 주요 alkaloid 성분이 현저히 줄고, strychnine과 brucine의 ether 결합이 끊어지고 *N*-oxidation이 일어남.
확인시험	1) 가루 3.0g에 NH_4OH 시액 3ml 및 $CHCl_3$ 20ml를 넣고 때때로 흔들어 섞으면서 30분간 냉침한 다음 여과한다. 여액을 수욕상에서 가온하여 $CHCl_3$의 대부분을 증류하여 제거한다. 여기에 희석시킨 H_2SO_4(1→10)5ml를 넣고 잘 흔들어 섞으면서 $CHCl_3$의 냄새가 나지 않을 때까지 수욕상에서 가온한 다음 식히고 탈지면을 써서 여과한다. 여액 1ml에 HNO_3 2ml를 넣을 때 액은 적색을 나타냄(brucine), 2) (1)의 남은 여액에 $K_2Cr_2O_7$ 시액 1ml를 넣고 1시간 방치할 때 황적색의 침전이 생긴다. 이 침전을 여취하고 물 1ml로 씻은 다음 그 침전물 일부를 작은 시험관에 넣

	고 물 1ml를 넣어 가온하여 녹이고 식힌 다음 H_2SO_4 5방울을 기벽을 따라 조심하면서 흘려 넣을 때 황산층은 자색이 되며 곧 적색-적갈색으로 변함.(strychnine)
응 용	고미건위약, 위장아토니, 소화불량, 시력장애, 발기장애, 요실금증, 반신불수, 난청 등에 이용하고, brucine은 물 중에 미량으로 존재하는 HNO_3검출 및 정량에 사용함.

제4장 과실류 생약

고추(Capsici Fructus)

기 원	고추 *Capsicum annuum* 또는 그 변종의 열매
과 명	가지과(Solanaceae)
성 분	• 신미성분 : capsaicinoid : vanillylamine의 acyl 유도체, capsaicin, dihydrocapsaicin, nor-dihydrocapsaicin • Carotenoid(붉은색) : capsanthin, β-carotene, violaxanthin • 기타 : capsicoside, vitamin C
약 리	• 소화기관에 대한 작용 : 소화액 분비촉진, 틴크제 또는 capsaicin은 소화관 운동 항진 • 발적작용, 말초혈관수축, 확장작용 • 항암작용 : capsaicinoid • 항당뇨작용 • 항비만작용 • 기타 : 진통, 진양(가려움증에 효과), 수렴 항염증작용
확인시험	TLC법에 의한 capsaicin의 확인
응 용	피부자극약(신경통, 근육통에 외용), 향신료, 신미성 건위 구풍제

대추(Zizyphi Fructus)

기 원	대추나무 *Zizyphus jujuba* var. *inermis* 또는 보은대추나무 *Z. jujuba* var. *hoonensis*의 잘 익은 열매

과 명	갈매나무과(Rhamnaceae)
성 분	• Pentacyclic triterpenoid : oleanolic acid, betulinic acid 등 • Dammarane triterpenoid : zizypus saponin Ⅰ~Ⅲ 등 • Benzylalcohol glycoside : zizybeoside I, II • 기타 : oleamide 등
약 리	• 진정작용 : 50% EtOH 추출물(스트레스성 위궤양 예방) • 항알러지작용 : 물, EtOH 추출물(피부과민성 항체 생산억제), ethyl-α-D-fructofuranoside • 뇌신경세포 기능 강화작용 : oleamide
응 용	강장, 보혈, 완하, 진정, 진통약
비 고	대추의 속명은 *Ziziphus*이나 약전에는 *Zizyphus*로 표기되어 있음

마리아엉겅퀴(Cardui Mariani Fructus, Silybi Mariani Fructus)

기 원	마리아엉겅퀴 *Silybum marianum*의 열매
과 명	국화과(Compositae)
성 분	• Flavolignan : silybin(silibinin), isosilybin, silychristin, silydianin 등 • silymarin : 마리아엉겅퀴 추출물의 70%를 차지하는 물질로 silybin, isosilybin, silychristin, silydianin으로 구성된 혼합물
약 리	• 간세포보호작용 : silymarin • 항산화작용, 항염증작용 : flavolignan • 항암작용 : silybin, silymarin • 기타 : 면역증강작용, 콜레스테롤 저하작용 등
확인시험	2,4-dinitrophenylhydrazine으로 발색(flavolignan의 정색반응)
응 용	습관성 알코올 중독, 간질환, 간질환과 관련된 위장관 질환(비장질환 및 담석증), 황달

산사(Crataegi Fructus)

기 원	산사나무 *Crataegus pinnatifida* 및 그 변종의 잘 익은 열매
과 명	장미과(Rosaceae)
성 분	• Flavonoid : quercetin glycoside, kaempferol glycoside, pinnatifinoside A-D, vitexin • Cyanogenic glycoside(청산배당체) : amygdalin • Terpenoid : crataegolic acid, ursolic acid, corosolic acid
약 리	• 소화액분비 촉진작용 : crataegolic acid • 항세균작용 • 순환기에 대한작용 : flavonoid, 혈관확장에 의한 혈압강하 작용, 관상동맥기능부전과 같은 심장질환에 유효
응 용	지사, 소화, 구어혈, 진정약에 쓰이며 어체에 의한 흉복통, 고혈합, 고지혈, 혈액순환장애

산수유(Corni Fructus)

기 원	산수유나무 *Cornus officinalis*의 잘 익은 열매로서 씨를 제거한 것(과육)
과 명	층층나무과(Cornaceae)
성 분	• Iridoid glycoside : loganin, morroniside • Secoiridoid glycoside : sweroside • Bisiridoid glucoside : cornuside • Triterpenoid : ursolic acid, oleanolic acid 등 • 기타 : tannin, gallic acid
약 리	• 이뇨, 혈압강하 작용 : 물추출물에는 현저한 이뇨작용이 있으며, 혈압을 일시적으로 낮춤 • 자양작용, 혈당강하 작용 : iridoid성분과 tannin성분은 면역기능, 심장기능을 증강시킴, 물추출물은 항당뇨효과(oleanolic acid, ursolic acid)

	• 기타 : 항알러지 작용, 중추억제 작용, 항미생물 작용
응 용	자양강장, 수렴약

산초(Zanthoxyli Pericarpium)

기 원	초피나무 *Zanthoxylum piperitum*, 산초나무 *Z. schinifolium* 또는 화초 *Z. bungeanum*의 잘 익은 열매껍질(과피)
과 명	운향과(Rutaceae)
성 분	• acid amide 신미성분 : α-, β-, γ-sanshool, hydroxy-α-sanshool, hydroxy-γ-sanshool • 정유성분 : citronellal, (+)-limonene • 기타성분 : piperitol, xanthoxylol 등의 lignan
약 리	• 건위작용 : α-, γ-sanshool • 항균작용, 살충작용, 어(魚)해독작용 : sanshool류, sanshoamide류 • 국소지각마비작용 : sanshool류, sanshoamide류
응 용	신미성, 방향성 건위약, 장내기생충 구제약, 충어독의 해독약, 고미틴크의 제조원료

연교(Forsythiae Fructus)

기 원	의성개나리 *Forsythia viridissima* 또는 연교(중국개나리) *F. suspensa*의 열매
과 명	물푸레나무과(Oleaceae)
성 분	• Lignan : arctiin, arctigenin, matairesinol, matairesinoside • Caffeoyl glycoside : forsythiaside, suspensoside, acteoside, viridissimaside • Triterpene : betulinic acid, ursolic acid, oleanolic acid
약 리	• 항세균작용 : 페놀성 화합물, forsythiaside, suspensoside • 항바이러스 작용

• 강심, 이뇨작용
• 진토작용 등

확인시험 Liebermann-Burchard반응에 양성, Mg-HCl반응에 양성

응 용 소염, 이뇨, 배농, 해독약, 염증성질환 및 피부병에 사용. 은교산 등에 처방

오미자(Schisandrae Fructus)

기 원 오미자 *Schisandra chinensis*의 잘 익은 열매

과 명 오미자과(Schisandraceae)

성 분
• Lignan : schisandrin A-C, schisandrol A, B, gomisin A-H, benzoylgomisin H, pregomisin

약 리
• 간세포보호작용 : lignan분획, gomisin A, schisandrin A-C, schisantherin D
• 진해, 거담작용
• 중추신경 흥분작용
• 혈압강하 작용 등

응 용 진해, 수렴, 지사, 자양강장약

지실(Ponciri Fructus Immaturus)

기 원 탱자나무 *Poncirus trifoliata*의 익지 않은 열매

과 명 운향과(Rutaceae)

성 분
• 정유 : (+)-limonene(주성분), *p*-cymene, α-cymene, α-pinene, β-pinene, β-myrcene
• Flavonoid (flavanone) : hesperidin, neohesperidin, naringin, poncirin
• Coumarin : umbelliferone, imperatorin, poncitrin, auraptene

약 리
• 건위작용 : 정유성분, flavonoid류는 소화액의 분비와 위장관의 연동운동 촉진
• 항알러지 작용

• 항염증작용, 항종양작용
• 기타 : 거담작용, 혈중콜레스테롤 저하작용

확인시험 Mg-HCl 시액에 적자색(flavonoid)

응　용 방향성 고미건위약으로 복부창만, 위장무력성 소화불량, 알러지성 체질, 위내가스 제거, 자궁하수

진피(Citri Unshiu Pericarpium)

기　원 귤나무 *Citrus unshiu* 또는 *C. reticulata*의 잘 익은 열매껍질

과　명 운향과(Rutaceae)

성　분
• Flavonoid : hesperidin, naringin, neohesperidin, poncirin, nobiletin
• Limonoid : nomilinic acid 17-*O*-*β*-D-glucopyranoside, obacunone 17-*O*-*β*-D-glucopyranoside
• Alkaloid : synephrine
• 정유 : (+)-limonene, linalool, linarylacetate, terpineol

약　리
• 건위, 구풍작용 : 정유성분, flavonoid 성분은 소화액의 분비와 위장관의 연동운동 촉진
• 항알러지 작용 : flavonoid
• 기타 : 모세혈관강화작용(hesperidin), 항염증, 항종양작용(nobiletin), 혈중지질저하작용(hesperidin)

확인시험 Mg-HCl 시액에 적자색(flavonoid)

응　용 소화불량증, 가래가 많은 기침

치자(Gardeniae Fructus)

기　원 치자나무 *Gardenia jasminoides*의 잘 익은 열매로서 그대로 또는 끓는 물에 데치거나 찐 것

과 명	꼭두서니과(Rubiaceae)
성 분	• Iridoid : genipin, geniposide, gardenoside, shanzhiside, 10-acetylgeniposide, geniposidic acid • 황색색소(carotenoid 색소) : crocin, crocetin
약 리	• 이담작용 : 담즙분비 촉진작용(genipin, crocin, crocetin), 치자 추출물의 담즙분비 촉진작용이 더 강함. • 간기능강화, 간세포보호작용 : geniposide, crocin • 혈압강하 작용 : EtOH추출물은 교감신경 중추에 작용하여 혈압을 내림 • 항산화 작용, 항종양 작용 • 항염증 작용 • 기타 : 해열작용, 급성출혈성 췌장염 완화, 항혈전 작용, 혈당강하작용
확인시험	crocin색소시험, TLC에 의한 geniposide확인
응 용	이담, 소염, 지혈, 해열, 진정약

홉, 호프(Humuli Strobilus)

기 원	홉 *Humulus lupulus*의 잘 익은 구과(毬果)
과 명	삼과(Cannabaceae)
성 분	• 고미질 : humulone, lupulon, cohumulone, adhumulone, colupulone, adlupulone • 정유 : α-humulene, β-humulene, myrcene • Flavonoid : xanthohumol, xanthohumol B-E, isoxanthohumol
약 리	• 항세균작용 : 광범위 항균제 • 건위, 식욕증진 작용 : 방향성 고미건위약으로 식욕증진 작용 • 진정작용 : methylbutenol에는 수면유도작용과 진정작용 • Phytoestrogen으로서의 작용 : 8-prenylnaringenin • 항암작용 : 쓴맛을 내는 맥주의 고유한 향을 내는 홉의 산성물질인 α-acid류와 β-acid류는 암세포 사멸과정 촉진, xanthohumol과 isoxanthohumol의 암세포 독성작용
응 용	방향성 고미건위약, 이뇨, 진정약, 맥주의 향미료(방부작용)
비 고	홉은 삼과(Cannabaceae) 생약이나 생약규격집에는 뽕나무과로 잘못 기재되어 있음

회향(Foeniculi Fructus)

기 원	회향 *Foeniculum vulgare*의 잘 익은 열매
과 명	산형과(미나리과, Umbelliferae)
성 분	• Phenylpropanoid : anethole, estragole, chavicol, dillapiol 등 • Monoterpenoid : (±)-limonene, (+)-fenchone, camphene 등 • coumarin : scopoletin, bergapten, imperatorin 등 • Anisaldehyde는 신선한 생약 중에는 거의 함유되어 있지 않으나, 해가 지남에 따라 그 함량이 증가함. 이는 anethole이 anisaldehyde로 변화하기 때문인 것으로 보고 있음.
약 리	• 건위·진경작용 • 항균작용, 살충작용 : (+)-fenchone • 에스트로겐 유사작용 : dianethole, photoanethole • 기타 : 항산화작용, 간세포보호작용, 혈압강하작용
응 용	방향성 건위, 정장, 구풍, 거담, 진통약
관련생약	팔각회향(Illicii Veri Fructus) 시라자(Anethi Fructus) : 소회향 *Anethum graveolens*의 열매

팔각회향(Illici Veri Fructus)

기 원	팔각회향 *Illicium verum*의 열매로서 그대로 또는 끓는 물에 데쳐서 말린 것
과 명	붓순나무과(Illiciaceae)
성 분	• 정유 : anethole, limonene, pinene, phellandrene, cineole 등 • Sesquiterpenoid : veranisatin A, B
약 리	항세균, 항진균작용
응 용	방향성건위, 진통약, 복통, 한습각기 등

후추(Piperis Nigri Fructus)

기 원	후추 *Piper nigrum*의 채 익기 전의 열매
과 명	후추과(Piperaceae)
성 분	• 신미성분(acid amide) : piperine, piperyline, chavicine 등 • Lignan : (-)-cubebin • 정유 : α-phellandrene, α-, β-pinene, linalool 등
약 리	• 건위작용 : 연동운동 촉진, 위산분비 촉진 • 항암작용 : piperine • 살충, 항세균작용 : piperine, retrofractamide A
확인시험	TLC법에 의한 piperine의 확인
응 용	향신료, 건위 구풍작용과 소량에서 식욕증진작용, 방향성 신미건위약, 구풍약

제5장 전초류 생약

광곽향(Pogostemonis Herba)

기 원 광곽향 *Pogostemon cablin*의 지상부

과 명 꿀풀과(Labiatae)

성 분
- Sesquiterpenoid : patchouli alcohol, 1,12-patchoulanediol, α,β,δ-patchoulene
- Flavonoid : retusin, pachypodol, 4′-di-*O*-methyleriodictyol, licochalcone A

약 리
- 건위작용 : 소화액의 분비 촉진, 구토 억제 작용
- 진정작용, 해열작용
- 항암작용 : 3,7,4′-tri-*O*-methylkaempferol, licochalcone A

응 용 방향성 건위약으로 소화불량, 여름철 식체, 여름철 감기, 두통, 구토, 설사

당약(Swertiae Herba)

기 원 쓴풀 *Swertia japonica*의 꽃이 필 때의 전초

과 명 용담과(Gentianaceae)

성 분
- Secoiridoid glycoside(고미성분) : swertiamarin, sweroside, gentiopicroside, amarogentin, amaroswerin 등
- Xanthone glycoside : swertianin, bellidifolin, swertianolin 등
- Flavonoid : swertisin, swertiajaponin, homoorientin, isovitexin 등

약 리
- 소화기관에 대한 작용 : 위액분비 항진, 담즙과 췌액의 분비 증가(swertiamarin)
- 간세포보호작용 : tetrahydroswertianolin, amarogentin, bellidifolin

• 혈당강하작용 : 70% EtOH 추출물, bellidifolin
• 기타 : 탈모증 치료효과(알코올추출물)

확인시험 TLC법에 의한 swertiamarin의 확인

응 용 고미건위약으로 소화불량, 식욕부진

대마(Cannabis Herba)

기 원 대마 *Cannabis sativa*의 미숙 과수 및 잎

과 명 삼과(Cannabaccac)

성 분
• 산성 cannabinoid : tetrahydrocannabinolic acid(THCA), cannabidiolic acid (CBDA), cannabichromenic acid(CBCA) 등
• 중성 cannabinoid : Δ^9-tetrahydrocannabinol(THC), cannabidiol(CBD), cannabichromene(CBC), cannabinol(CBN)

약 리
• 대마의 약리작용은 주로 THC에 있음.
• THC는 지용성이 커서 흡수가 빠르고 수산화된 대사체(예, 11-hydroxy-THC)로 전환된 다음 대소변으로 배설, THC와 그 대사체는 복용 후 일주일 후에도 요에서 검출 가능
• THC는 뇌에 존재하는 수용체에 결합하며 입체 선택성이 높아 6a*R*, 10a*R*-(–)-Δ^9-THC만이 약리활성 나타냄.
• 소량의 THC는 행복감, 긴장완화, 환청, 거리감각이나 형태, 색깔감각의 이상, 수 시간 동안 지속되는 운동조화상실
• 다량의 THC는 불안감, 초조감을 일으켜 공포상태를 유발, 환각, 이명, 만성적인 사용은 편집증 야기, 공격성, 자살이나 자해충동을 느낄 수 있음.
• THC에는 기관지 확장작용, 안압 저하작용 : 녹내장, 천식, 경련, 통증에 효과 있음, 진토작용

응 용 환각제, 진정, 진통(각종 신경통), 최면약

금기사항 법으로 사용 금지 또는 제한, 불법 유통품으로는 마리화나(marihuana), 하쉬쉬(hashishi), 하쉬 오일(hash oil)이 있음

로베리아초(Lobeliae Herba)

기 원	로벨리아 *Lobelia inflata*의 전초
과 명	초롱꽃과(도라지과, Campanulaceae)
성 분	• Piperidine alkaloid : lobeline, lobelidine, lobelanine, lobelanidine 등
약 리	• 호흡흥분 및 진정작용 : lobeline • 기관지확장작용 : lobeline은 β-adrenergic bronchodilator
응 용	lobeline(호흡흥분약) 제조원료, 신생아의 가사상태, 가스중독, 마취제중독, 질식을 수반하는 위험상태 등에 응용, 금연보조제

마황(Ephedrae Herba)

기 원	초마황 *Ephedra sinica*, 중마황 *E. intermedia* 또는 목적마황 *E. equisetina*의 초질경(草質莖)
과 명	마황과(Ephedraceae)
성 분	• Phenylethylamine계 alkaloid : ephedrine, pseudoephedrine, norephedrine, methylephedrine 등 • 기타 : ephedradine A, B, C
약 리	• 발한, 해열작용, 기관지평활근이완(진해)작용, 이뇨작용, 혈압상승 작용 • Ephedrine의 작용; ① 중추에 대한 작용 : 구조적으로 adrenaline과 유사하여 간접적인 교감신경 흥분작용과 dopamine과 유사한 흥분작용 ② 심장혈관계에 대한 작용 : 심장 수축력 증가, 심장박동수가 증가하지만 반복 투여나 대량 투여 시 오히려 억제되어 부정맥 유발 가능 ③ ephedrine, pseudoephedrine : 근육강화제로 사용되나 doping control test에서 금지약물로 지정 ④ 평활근에 대한 작용 : 기관지 평활근 확장 작용에 의한 지속적인 진경작용, 동공확대, 위장관의 근육 이완, 방광 괄약근의 장력 증가

⑤ 골격근에 대한 작용 : 근육의 피로 완화, 중증 근무력증의 치료

⑥ 체중감소 작용

• (+)-pseudoephedrine의 작용;

① 투여 농도에 따라 기관지 평활근 이완 또는 수축

② 비점막의 혈관을 수축시키므로 주로 항히스타민제와 함께 콧물감기약에 처방됨, 구강건조나 불면, 과도한 발한, 불안 등의 부작용이 일어날 수 있으므로 장기간복용 금지

• Ephedradine(마황근 Ephedrae Radix 성분) : 혈압 강하작용, 지한작용

응 용 발한, 진해, 거담약으로 피부배설기능 장애에 의한 호흡곤란, 기침, 오한, 신체동통, 골절통에 사용, 염산에페드린(천식발작치료제, 감기시럽)의 제조원료

주의 및 부작용 ephedrine을 치료량보다 다량 사용하면 흥분, 불면, 불안, 떨림 등의 증상이 발생함. 중증의 기질성 심장병 환자가 ephedrine과 digitalis 동시 사용시 부정맥 유발함.

박하(Menthae Herba)

기 원 박하 *Mentha arvensis* var. *piperascens*의 지상부

과 명 꿀풀과(Labiatae)

성 상 줄기 방주형(네모남) 특이한 냄새, 입에 넣으면 시원한 느낌

성 분 • 정유 : (-)-menthol, (-)-menthone, isomenthone, camphene

• 배당체 : (-)-menthol-β-D-glucoside

약 리 • 건위, 구풍작용 : menthol

• 진통작용, 지양작용, 항알러지 작용

• 중추억제 작용, 국소마취 작용

• 기타 : 피부진균 성장 억제

응 용 방향성 건위, 구풍약으로 소화불량, 심복창만, 두통, 목적(눈이 붉음), 인후통, 반진, 어지러움, 멘톨의 제조원료, 담배제조, 가려움증에 사용하는 연고나 크림제제, 비염의 증상, 구강청결제, 면도용품, 식품

약전수재 박하수, 박하유

빈카(Vincae Folium)

기　원	일일초 *Catharanthus roseus* (=*Vinca rosea*)의 전초
과　명	협죽도과(Apocynaceae)
성　분	• Indole alkaloid : vinblastine, vincristine, vinorelbine, vindesine, ajmalicine, serpentine, vincamine, catharanthine, vindoline
약　리	• 항암작용 : bisindole alkaloid인 vinblastine, vincristine은 유사분열 억제제로서 tubulin과 결합하여 microtubule의 형성 억제, vinblastine은 백혈구 수치를 현저하게 떨어뜨리므로 사용량에 제한 • 기타 : vincamine(*Vinca minor*에서 분리)은 뇌혈류 증대, 뇌의 제반기능 촉진, 뇌대사 촉진작용, 뇌기능 개선
응　용	vincristine sulfate, vinblastine sulfate 등은 Hodgkin's disease, 백혈병 치료에 사용. 반합성 항암제 vindesine, vinorelbine의 제조 원료

음양곽(Epimedii Herba)

기　원	삼지구엽초 *Epimedium koreanum*, 음양곽 *E. brevicornum*, 유모음양곽 *E. pubescens*, 무산음양곽 *E. wushanense* 또는 전엽음양곽 *E. sagittatum*의 지상부
과　명	매자나무과(Berberidaceae)
성　분	• Flavonoid glycoside : icariin, icariside, epimedin A-C, epimedoside A-E 등
약　리	• 혈압강하작용 : 관상동맥 확장에 의한 혈압강하 • 성기능 흥분작용 : 정액분비 촉진(epimedin), 하복부, 요추부 혈관을 선택적으로 확장시켜 성기 자극 • 기타 : 간세포 보호작용(icariin), 면역증강 작용, 항종양작용, 신경분화촉진작용
확인시험	TLC에 의한 icariin의 확인
응　용	강정, 강심, 이뇨, 신경성 강장제로 갱년기 고혈압, 소아마비 초기, 발기부전, 요슬연약, 반신불수, 류마티스

인진호(Artemisiae Capillaris Herba)

기　원　사철쑥 *Artemisia carpillaris*의 지상부

과　명　국화과(Compositae)

성　분
- Polyacetylene : capillin, capillene, norcapillene
- Coumarin : esculetin, esculetin 6,7-dimethyl ether(scoparon)
- Isocoumarin : capillarin
- Chromone : capillarisin, 4′-methoxycapillarisin
- Flavonoid : cirsilineol, cirsimaritin, genkwanin, rhamnocitrin

약　리
- 간세포 보호작용 : capillarisin
- 이담작용 : esculetin 6,7-dimethy ether, capillarisin
- 기타 : 혈소판응집억제작용, 항바이러스작용, 관상동맥확장작용, 구충작용, 항세균, 해열작용

응　용　소염성 이뇨, 이담약으로 황달, 전염성 간염, 담낭염

관련생약　1) 한인진(Artemisiae Iwayomogii Herba)

- **기 원**　더위지기 *Artemisia iwayomogi*의 지상부를 건조한 것
- **과 명**　국화과(Compositae)
- **성 분**　Coumarin : esculetin-6-methyl ether, esculetin-7-methyl ether (이담성분, 답즙분비 촉진)
- **응 용**　인진호의 대용

2) 애엽(Artemisiae Argyi Folium)

- **기 원**　황해쑥 *Artemisia argyi*, 쑥 *A. princeps* 또는 산쑥 *A. montana*의 잎 및 어린줄기
- **과 명**　국화과(Compositae)
- **성 분**　Flavonoid : eupatilin, jaceosidin, 4′,5-dihydroxy-3′,6,7-trimethoxyflavone
- **응 용**　지혈 또는 소염약

3) 청호(Artemisiae Annuae Herba)

- **기 원** 개똥쑥 *Artemisia annua* 또는 개사철쑥 *Artemisia apiacea*의 지상부
- **과 명** 국화과(Compositae)
- **성 분** sesquiterpene : artemisinine
- **응 용** 말라리아 치료(artemisinine)

현초(Geranii Herba)

기 원	이질풀 *Geranium thunbergii* 및 동속 근연식물의 지상부로서 꽃이 피기 전 또는 꽃이 필 때 채취한 것
과 명	쥐손이풀과(Geraniaceae)
성 분	• Tannin : geraniin, dehydrogeraniin, furosin, brevifolin, corilagin, ellagitannin • Flavonoid : quercetin, kaempferitrin
약 리	• 정장작용, 지사작용 • 살균작용 • 기타 : 암 예방, 항산화 작용
확인시험	0.1g에 물 10ml를 넣고 끓여서 여과한 여액에 $FeCl_3$ 시액 1방울을 넣으면 액은 흑청색을 나타냄.
응 용	건위, 정장약, 일반적으로 대장염 등의 설사에 이용, 수렴작용

히페리시초(Hyperici Herba)

기 원	*Hypericum perforatum*의 전초
과 명	물레나물과(Hypericaceae)
성 분	• 색소성분 naphthodianthrone : hypericin(강한 홍색의 형광), pseudohypericin,

protohypericin, protopseudohypericin

	• Flavonoid : hyperin(quercetin 3-galactoside), rutin, hyperoside
	• Prenylated acylphloroglucinol : hyperforin
약 리	• 상처치유, 방부작용
	• 항우울작용
	• 광감작작용 : hypericin
	• 기타 : 항암작용, 항바이러스작용
응 용	피부연화작용, 피부소양증의 완화, 국소화상, 치통, 인후염, 항우울제
부 작 용	통상의 복용량으로는 광과민증을 일으킬 가능성은 낮으나, 햇볕에 노출되기 전에 사용해서는 안 됨.

제6장 엽류 생약

다엽(Theae Folium)

기 원	차나무 *Thea sinensis* (=*Camellia sinensis*) 또는 그 재배변종의 잎
과 명	차나무과(Theaceae)
내부구조	잎의 윗면에는 책상조직이, 엽육에는 수산칼슘 집정이 흩어져 있음.
성 분	• Phenolic compound : (+)-catechin, (−)-epicatechin, (−)-epicatechin gallate, (−)-epigallocatechin gallate, (−)-epigallocatechin, theaflavin 등 • Purine alkaloid : caffeine, xanthine, theophylline
약 리	• 항염증, 항산화, 항돌연변이 작용 • 신경흥분, 강심, 이뇨작용 : caffeine • 지사작용 : tannin류 • 항암작용 : polyphenol류, catechin • 약물효능상승작용 : polyphenol • 기타 : 항고혈압작용, 항미생물작용 등
응 용	caffeine의 제조원료, 기호성 음료, 소화불량, 학질, 이질, 출혈성 질환, 방사선병, 고혈압

디기탈리스엽(Digitalis Folium)

기 원	디기탈리스 *Digitalis purpurea* 또는 털디기탈리스 *D. lanata*의 잎을 60℃ 이하에서 말리고 잎자루 및 주맥을 제거하여 세절한 것

과　명　현삼과(Scrophulariaceae)

내부구조　끝이 뾰족한 다세포모와 선모가 잎의 양면에 있음.

성　분
- Cardiac glycoside : digitoxin, gitoxin, gitaloxin(각각 purprea glycoside A, B, glucogitaloxin에서 생성됨)
- Pregnane glycoside : purpnin, purpronin, diginin
- Saponin : F-gitonin, desgalactotigonin, digitonin
- Flavonoid-luteolin, luteolin-7-glucoside, digicitrin, hesperidin
- Phenylethanoid glycoside : desrhamnosyl acteoside, forsythiaside, purpureaside A, B 등

약　리
- 강심작용 : cardiac glycoside가 근섬유막에서의 Na^+, K^+-ATPase의 활성을 저해하여 Na^+, K^+ pump를 억제한 결과, Na^+이온의 농도를 상승시키고, Ca^{2+} 이온의 유입을 촉진하여 심근의 수축력을 증강시켜 심장 박출량 증가시킴.
- 이뇨작용
- 항암작용 : phenylethanoid glycoside

확인시험　Keller-Killiani 반응, 이 약을 $CHCl_3$로 추출한 잔사에 $FeCl_3$/glacial HOAc 용액을 넣고 흔들어 섞은 다음 H_2SO_4를 가할 때, 접계면은 적갈색의 돌림띠를 나타내며 접계면의 윗층은 녹색 또는 암록색이 됨.

기인물질 : Digitoxose와 같은 2,6-dideoxy sugar

응　용　강심이뇨약, 울혈성심부전, 고혈압, 허혈성심질환(심근경색, 협심증)

관련생약　1) 복수초(Adonisi Radix)
- **기　원**　복수초(*Adonis amurensis*)의 뿌리 및 뿌리줄기
- **과　명**　미나리아재비과 Ranunculaceae
- **성　분**　cymarin, adonitoxin(강심배당체)

2) 영란(Covallariae Herba)
- **기　원**　은방울꽃(*Convallaria keiskei* = *C. majalis*)의 전초를 말린 것
- **과　명**　은방울꽃과(Convallariaceae), 백합과(Liliaceae)
- **성　분**　convallatoxin, convallatoxol(강심배당체)

3) 해총(Scillae Bulbus)

- **기 원** 해총(*Urginea scilla* = *U. maritima*)의 육질의 비늘잎(인경)
- **과 명** 백합과 Lilliaceae
- **성 분** [백색해총] scillaren A, scilliglaucoside, scillicyanoside, proscilllaridin A, glucoscillaren A
  [적색해총] scilliroside
- **응 용** 백색해총(white squill) : 강심이뇨(scillaren A),
  적색해총(red squill) : 살서제(scilliroside)

4) 스트로판투스(Stropanthi Semen)

- **기 원** *Stropanthus kombe* 또는 기타 동속식물의 잘 익은 씨의 모관을 제거한 것
- **과 명** 협죽도과 Apocynaceae
- **성 분** G-strophanthin (=ouabain), K-strophanthoside, strophanthidin, K-stropanthidin-β, cymarin(강심배당체)

센나엽(Sennae Folium)

기 원 협엽번사 *Cassia angustifolia* 및 첨엽번사 *Cassia acutifolia*의 작은 잎

과 명 콩과(Leguminosae)

내부구조 상하 양면의 표피 아래로 책상조직, 해면 조직이 있으며 수산칼슘의 집정 및 단정을 함유

성 분
- Dianthrone glycoside : sennoside A~B, sennoside C~G, aloe-emodin dianthrone
- Anthraquinone : rhein, aloe-emodin, chrysophanol 및 배당체
- Flavonoid : kaempferol, kaempferin, isorhamnetin 등

약 리
- 사하작용 : 사하작용의 주성분은 rhein anthrone 배당체(sennoside A, B), sennoside C 및 aloe-emodin dianthrone 배당체, 소량에서는 고미건위약으로 소화

응 용	촉진, 적량(3-6g/ 1일)을 사용하면 완하작용, 음식물의 적체, 흉복창만, 변비 치료 완하제, sennoside A, B에 alginic acid 또는 그 염을 배합하여 제품화하고 있음.

야보란디(Jaborandi Folium)

기 원	*Pilocarpus jaborandi* (=*Pernambuco jaborandi*) 또는 *P. pennatifolius*의 작은 잎
과 명	운향과(Rutaceae)
성 분	• Imidazole계 alkaloid : pilocarpine, isopilocarpine, pilocarpidine 등
약 리	pilocarpine은 부교감신경 말초를 자극하여 땀샘, 침샘, 눈물샘의 분비를 항진, 동안신경 말초를 자극하여 동공축소
응 용	발한, 축동약으로 응용되며, pilocarpine HCl(부교감신경 말초 흥분약)의 제조 원료. 녹내장 치료(점안액)에 사용되며, β-blocker인 timolol과의 복합제제로 시판되고 있음. 구강암, 인후암의 방사선 치료로 생긴 구강건조증에 타액분비 촉진제로 처방되기도 함.

우바우르시(Uvae Ursi Folium)

기 원	*Arctostaphylos uva-ursi*의 잎을 개화기(4–6월경)에 수집하여 양건 또는 화건한 것
과 명	진달래과(Ericaceae)
성 분	• Phenolic compound : arbutin, methylarbutin, hydroquinone, (+)-catechol, (-)-epicatechol, gallic acid • Flavonoid : quercetin, hyperoside • Iridoid : piceoside, unedoside
약 리	• 요로방부제, 이뇨작용 : arbutin은 위에서 분해되어 hydroquinone이 되고, hydroquinone은 glucuronide나 sulfate와 결합한 후에 요로 배설됨. Hydroquinone이 황색 포도상구균 및 대장균 등에 발육저지 작용을 가지므로 요로방부의 효과 있으며, 요로방부의 효과를 나타내기 위해서는 요가 알칼리성이 되어야 함.

	• 물추출물은 요량을 증가시키며, hydroquinone이 arbutin보다 강한 이뇨효과
	• 기타 : 항알러지 작용, 항염증 작용, 멜라닌합성 저해작용, 항바이러스 작용
응 용	우바우르시 유동엑스의 제조원료, 전제는 요로방부제의 목적으로 사용, 잔뇨감, 배뇨시의 불쾌감이 있을 때 사용

은행엽(Ginkgo Folium)

기 원	은행나무 *Ginkgo biloba*의 잎
과 명	은행나무과(Ginkgoaceae)
성 분	• Biflavonoid : amentoflavone, ginkgetin, isoginkgetin, bilobetin
	• Flavonoid : apigenin, kaempferol, acacetin, quercetin, isorhamnetin, astragalin, myricetin 및 배당체
	• Diterpenoid : ginkgolide A, B, C, J, M (terpene lactone)
약 리	• 관상동맥 확장작용
	• 혈액순환 개선작용
	• 기타 : 항산화, 말초혈관 순환 촉진, 신경전달 촉진, 항염증, 뇌세포 보호작용
확인시험	Mg-HCl 시액에 홍색(Flavonoid)
응 용	진해, 거담, 활혈약으로 고지혈증, 심장질환(협심증)

코카(Cocae Folium)

기 원	코카 *Erythroxylon coca* 및 그 재배변종의 잎
과 명	코카과(Erythroxylaceae)
성 분	• Tropane alkaloid : (-)-cocaine, cinnamoylcocaine, α-truxilline, β-truxilline, tropacocaine, hygrine, cuscohygrine, benzoylecgonine, methylecgonine
	• 기타 : cocacitrin, cocaflacine, cocatannic acid, methyl salicylate, phytosterol, 정유

약 리	• 국소마취작용, 표면마취작용 : cocaine • Cocaine에 의한 의존성 : 강한 중추 흥분작용, 근육 피로감 감퇴 – 계속 사용 시 약물의존(cocainism), 과량에 의해 정신혼미, 경련이나 호흡촉박, 순환기능 억제, 정신적 의존성이 강하고 환각, 망상상태 등의 정신병 유발 : 극약, 마약(痲藥)으로 취급
응 용	국소마취, 진통, 동공확대

제7장 피류 생약

계피, 육계(Cinnamomi Cortex)

기 원 육계 *Cinnamomum cassia*의 줄기껍질로서 그대로 또는 주피를 약간 제거한 것

과 명 녹나무과(Lauraceae)

성 분
- 정유 : cinnamaldehyde, cinnamyl acetate, phenylpropyl acetate, cinnamic acid, salicylaldehyde, anhydrocinnzeylanol
- Diterpenoid : cinnzeylanine, cinnzeylanol, cinncassiol A, B, $C_{1\sim3}$, $D_{1\sim4}$, E, anhydrocinnzeylanine
- Tannin : (-)-epicatechin, procyanidin B_2, B_5, C_1, cinnamtannin $A_{2\sim4}$

약 리
- 혈액순환개선작용 : cinnamaldehyde
- 건위작용 : 물추출물, 정유
- 항암작용 : cinnamaldehyde
- 기타 : 신염, 항알러지작용, 항염증 작용

응 용 방향성 건위약으로 식욕부진, 소화불량, 한방에서 감기약, 진통진경약, 진통약, 보건강장약, 부인약

두충(Eucommiae Cortex)

기 원 두충 *Eucommia ulmoides*의 줄기껍질로서 주피를 제거한 것

과 명 두충과(Eucommiaceae)

내부구조 꺾으면 끈기있는 가는 흰 수지의 실

성 분
- Lignan : pinoresinol di-*O*-β-D-glucoside, pinoresinol, cycloolivil, olivil

	• iridoid : aucubin, harpagide acetate
	• cyclopentenoid : eucommiol 등
약 리	• 혈압강하작용 : pinoresinol di-*O*-*β*-D-glucoside
	• 진정, 진통작용
	• 기타 : 부교감신경 흥분작용, 골다공증 치료작용, 뇌세포 보호작용, 항비만 작용
응 용	강장, 강정, 진통약으로 허리, 무릎의 동통, 하지연약, 고혈압 및 유산방지, 현기증, 빈뇨

상백피(Mori Radicis Cortex)

기 원	뽕나무 *Morus alba*의 뿌리껍질로서 주피를 제거한 것
과 명	뽕나무과(Moraceae)
함유성분	[*M. alba*] • Flavonoid : mulberrin (=kuwanon C), cyclomulberrin, mulberrochromen e (=morusin), cyclomulberrochromene (=cyclomorusin), melberranol, oxydihydromorusin (=morusinol), kuwanon A~F, kuwanon G (=albanin F, moracenin B), kuwanon H (=albanin G,moracenin A), kuwanon I~L, V, sanggenone A~P, moracenin C, moracenin D, cudraflavone B • Stilbene : kuwanon P, Y, Z, oxyresveratrol, piceatannol. • Benzofuran : mulberrofuran A, B, E, M~Q, albanol B, albafuran A~C, A~M, dimoracin, chalcomoracin • Glycoprotein : moran A • Amino sugar : 1,4-dideoxy-1,4-imino-D-ribitol, 1-deoxynojimycin [*M. bombycis*] • Flavonoid : kuwanol B • Stilbene : kuwanon A • Benzofuran : muberrofuran C

약 리
- 이뇨, 혈압강하작용 : kuwanon G, H, sanggenone C, D, mulberrofuran C에는 현저한 혈압강하작용
- 혈당강하작용 : moran A, aminosugar(1-deoxynojirimycin)
- 항균작용 : mulberrofuran A, kuwanon G
- 미백작용 : oxyresveratrol
- 항암작용, 항염증 작용
- 기타 : 간세포보호작용, 항바이러스 작용, 항산화 작용

확인시험 Liebermann-Burchard 반응

응 용 혈압강하, 소염성 이뇨약, 해열, 진해약

오가피(Acanthopanacis Cortex)

기 원 오갈피나무 *Acanthopanax sessiliflorum* 또는 기타 동속식물의 뿌리껍질 및 줄기껍질

과 명 두릅나무과(오갈피나무과, Araliaceae)

성 분
- Lignan : (-)-syringaresinol, acanthoside B, eleutheroside E, (-)-syringaresinoldiglucoside, (-)-sesamin 등
- Triterpenoidal saponin : eleutheroside I (=mussenin B), eleutheroside K, eleutheroside L, eleutheroside M (=hedera-saponin B)
- Coumarin : eleutheroside B1 (=isofraxidin-7-α-glucoside)
- Flavonoid : antoside, kaempferitrin, kaempferol-7-rhamnoside, quercetin-7-rhamnoside, isoquercitrin 등
- phenylpropanoid : syringin (=eleutheroside B), coniferin, coniferyl alcohol, caffeic acid 등

약 리
- 강장작용 : 인삼과 더불어 대표적 강장약
- 강심작용
- 간세포보호작용
- 기타 : 항종양작용, 항염증작용 등

응 용 강장, 이수, 거습, 진통약

관련생약 가시오가피 Acanthopanacis Senticosi Radix

- **기 원** 가시오가피 *Acanthopanax senticosus* (=*Eleuthrococus senticosus*)의 뿌리 및 뿌리줄기를 건조한 것
- **과 명** 두릅나무과(오갈피나무과, Araliaceae)

요힘바(Yohimbae Cortex)

기 원 요힘바나무 *Pausinystalia yohimba*의 줄기껍질을 말린 것

과 명 꼭두서니과(Rubiaceae)

성 분

- Indole alkaloid : yohimbine, pseudoyohimbine, ajmalicine

약 리

- 교감신경 차단작용 : yohimbine은 선택적인 presynaptic α2-adrenergic receptor 길항제로 교감신경 차단제, 저농도에서는 혈압을 올리나 고농도에서는 혈압을 내리며, 말초 혈관 확장 특히, 요도해면체(corpus cavernosum)에 분포하고 있는 말초혈관 확장으로 최음제(aphrodisiac)로 사용

응 용 yohimbine HCl제조 원료, 발기부전(특히, 당뇨환자), 기립성 저혈압(특히, 삼환계 항우울약으로 인한), 만성변비

주목(Taxi Cortex)

기 원 주목 *Taxus cuspidata*, 눈주목 *T. caespitosa*의 주피, 서양에서는 태평양주목 *Taxus brevifolia*의 줄기껍질

과 명 주목과(Taxaceae)

성 분

- Diterpene alkaloid : paclitaxel (=taxol), docetaxel(반합성품), cephalomannine, 10-deacetylcephalomannine
- Diterpenoid(taxoid) : baccatin(*T. baccata*), taxezopidine A~L, taxuspine A~Z, taxinine A~L, taxinine A 11,12-epoxide 등

약 리	• 항암작용 • 혈당강하작용
응 용	이뇨, 통경, Taxol (=paclitaxel)과 반합성품인 Taxotere (=docetaxel)는 전이된 난소암, 유방암, 폐암에 사용

키나(Cinchonae Cortex)

기 원	키나나무 *Cinchona succirubra*, *C. ledgeriana* 및 동속식물의 줄기껍질을 말린 것
과 명	꼭두서니과(Rubiaceae)
성 분	• Quinoline alkaloid : quinine, quinidine, cinchonine, cichonidine • Cinchona tannin, 홍색소 cinchona red, quinovin
약 리	• 말라리아 치료작용 : quinine은 말라리아의 원충의 무성생식체(schizont)의 생육을 억제 • 부정맥 치유작용(antiarrhythmic drug) : quinidine은 심근의 흥분성과 수축력을 억제하여 부정맥 치료 • 기타 : quinine의 고미건위작용(식욕증진작용), 해열작용, 진통촉진작용, cinchonine의 혈소판 응집 억제작용
확인시험	1) Grahe반응 : 키나 가루를 시험관에 넣고 직화로 가열시 자적색증기 발생하고 시험관 상부에 응축되어 적색 tar가 되며, 묽은 EtOH에 녹음(cinchona tannin); 2) Thalleioquin반응 : 묽은 브롬수와 암모니아수를 가하면 녹색을 나타냄 : 키나 alkaloid(quinine, quinidine); 3) Alcohol추출액은 강한 청색 형광(quinine, quinidine)
응 용	고미건위약으로 산제, 전제, 엑스제, 틴크제로 이용, 염산퀴닌과 황산퀴닌의 제조원료로 말라리아 치료제로 사용, 해열제, 양모제, 진통촉진제

황백(Phellodendri Cortex)

기 원	황벽나무 *Phellodendron amurense* 또는 황피수 *P. chinense*의 줄기껍질로서 주피를 제거한 것

과　명	운향과(Rutaceae)
내부구조	석세포 분포, 사부섬유속이 방사조직(수선)과 격자상(#)을 이룸.
성　분	• Isoquinoline alkaloid : berberine, palmatine, jateorrhizine, worenine • limonoid 고미질 : obakunone, limonin
약　리	• 항미생물작용 : protoberberine류 • 수렴작용, 지사작용 • 항염증작용 • 기타 : 치매개선 작용, 관절 보호작용, 해열작용
응　용	고미건위, 정장, 소염성 수렴약으로 위장염, 복통, 황달, 설사, 타박상에 외용, berberine 제조원료

후박(Magnoliae Cortex)

기　원	일본목련 *Magnolia obovata*, 후박 *Magnolia officinalis* 또는 요엽후박 *M. officinalis* var. *biloba*의 줄기껍질
과　명	목련과(Magnoliaceae)
성　분	• Sesquiterpenoid 정유 : β-eudesmol, α-eudesmol • Neolignan : magnolol, honokiol, ovobatol • Isoquinoline alkaloid : magnocurarine, magnoflorine
약　리	• 건위작용 : magnolol • 항균작용 • 진해작용 • 진정, 진경, 진통작용 • 세포보호작용, 항산화 작용 • 항암작용
확인시험	Dragendorff시액-황색
응　용	건위소화약, 진해거담약

제8장 화류 생약

괴화(Sophorae Flos)

기　원　회화나무 *Sophora japonica*의 꽃봉오리와 꽃

과　명　콩과(Leguminosae)

성　분
- Flavonoid : rutin, quercetin, isorhamnetin, kaempferol-sophoroside 등
- Isoflavonoid : biochanin A, sophorol, sophoricoside, sophorabioside, maackian 등
- Triterpenoid : betulin, betulinic acid, sophoradiol 등

약　리
- 모세혈관강화작용, 지혈작용 : rutin
- 항알러지작용 : rutin, quercetin

확인시험　1) Mg-HCl 시액에 적색(flavonoid), 2) TLC법에 의한 rutin의 확인

응　용　혈관보강약, 모세혈관성 지혈약으로 고혈압, 뇌일혈, 혈압의 이상항진, 출혈증의 치료 및 예방, 방사선 상해에 의한 괴저방지, 알러지성 질환, 동맥경화, 동상

사프란(Crocus, Croci Stigma)

기　원　사프란 *Crocus sativus*의 암술머리(주두)

과　명　붓꽃과(Iridaceae)

성　분
- Carotenoid 홍색색소 : crocin, crocetin, crocetin diglucose ester, crocetin gentiobiose ester
- 고미성분 : picrocrocin
- 정유 : safranal, pinene, cineole

약 리	• 진통작용 • 통경작용 • 뇌세포보호작용 • 항암작용
확인시험	1) 황산에 의하여 어두운 청색, 자색, 적갈색으로 변화(crocin, crocetin), 2) 데시케이터 건조 후 추출하여 중크롬산칼륨 비교액과 비교
응 용	진정, 진통(치통제), 통경약, 식품, 화장품, 약품의 착색료

시나화(Cinae Flos)

기 원	시나 *Artemisia cina*의 완전히 피기 전의 소화두를 수집하여 말린 것
과 명	국화과(Compositae)
성 분	• Sesquiterpene : santonin, artemisin • 정유 : cineol, limonene, terpinene
약 리	• 구충작용(santonin) : 회충 충체의 머리 부분의 신경중추를 마비
확인시험	NaOMe/MeOH 시약에 의하여 홍색(santonin)
응 용	회충, 요충 구제약, santonin 제조원료

신이(Magnoliae Flos)

기 원	망춘화 *Magnolia biondii*, 백목련 *M. denudata*, 목련 *M. kobus* 및 무당목련 *M. sprengeri*의 꽃봉오리
과 명	목련과(Magnoliaceae)
성 분	• Lignan : magnosalin, magnosalicin, magnone A, B, magnolin • 정유 : α-pinene, methyl chavicol, eugenol, asarylaldehyde • Alkaloid : magnocurarine, coclaurine, reticurine

약 리	• 항알러지작용 : 알러지 반응에 관여하는 비만세포의 세포사멸 촉진, lignan류에 의한 TNF-α 생산 억제, 비만세포로부터 히스타민 분비 억제 • 심혈관계에 대한 작용 : 혈관 평활근 이완, 혈소판 응집 억제, PAF활성 억제 • 기타 : 골격근 수축 작용, 자궁 흥분 작용, 항진균 작용, 중추억제 작용, 항비만작용
확인시험	Mayer시액에 침전(alkaloid)
응 용	진정, 진통약으로 두통, 머리무거움, 축농증, 비염, 코막힘, 치통

정향(Syzygii Flos)

기 원	정향나무 *Syzygium aromaticum* (=*Eugenia caryophyllata*)의 꽃봉오리
과 명	정향나무과(Myrtaceae)
성 분	• Phenylpropanoid : eugenol, acetyleugenol, chavicol 등 • Sesquiterpenoid : α-, β-, γ-caryophyllene, β-caryophyllene oxide • Tannin : eugeniin, tellimagrandin 등 • Alkaloid : higenamine • Flavonoid : rhamnetin, kaempferol, myricetin 등
약 리	• 건위작용 : pepsin 분비증가, 이담작용, *H. pylori*균 성장억제 • 항세균, 항진균, 항바이러스작용 • 기타 : 강력한 혈소판응집 저해작용, 항염증, 항암작용, 살충작용
확인시험	1) $FeCl_3$에 녹색(phenol, tannin), 2) KOH 시액을 가하면 eugenol-K염이 무색침전으로 생성, 3) 정유에 $Ca(OH)_2$ 시액을 넣고 강하게 섞으면 흰색의 솜털 같은 침전 생성 (Ca-eugenolate, dental cement로 쓰임)
응 용	방향성 건위약(소화불량, 급만성 위장염, 구토, 설사), 치과용 국소마취제(충치의 국소마취, 진통), 구강청정제 및 치약(살균, 방부, 향료)

제충국(Pyrethri Flos)

기 원	제충국 *Chrysanthemum cinerariaefolium*의 개화기의 두상화를 건조한 것
과 명	국화과(Compositae)
성 분	• Pyrethrinoid 살충성분 : pyrethrin I, II, cinerin I, II, jasmolin I, II(액상)
약 리	• Pyrethrinoid는 온혈동물에는 해가 없지만 곤충류에는 접촉독으로 작용함. Ester type의 pyrethrinoid가 유효하고, ester결합이 분해되면 살충효과가 낮아지거나 소실됨
응 용	농업용 살충제(pyrethrin 1.5-3.0%), 방역용(0.14%이상), 모기향(0.55% 이상), 가정용 살충제로서 모기, 벼룩, 파리 등에 유제, 액제, 분말제로 사용함.

카모밀라(Chamomillae Flos)

기 원	*Matricaria chamomilla*의 활짝 핀 두상화
과 명	국화과(Compositae)
성 분	• 정유 : (-)-α-bisabolol, chamazulene, matricarine 등 • Coumarin : herniarin, umbelliferone, esculetin 등 • Flavonoid : apigenin, quercetin, patulitrin, polycladin 등
약 리	• 항염증작용 : chamazulene, (-)-α-bisabolol • 진경작용 : apigenin, (-)-α-bisabolol • 항궤양작용 : (-)-α-bisabolol
응 용	완화한 진정제, 항염증제(구강염, 인후염, 질염, 결막염 등), 욕탕료
관련생약	로마카모밀라(Anehemidis Flos), *Anthemis nobilis*의 활짝 핀 두상화

하고초(Prunellae Spica)

기 원	꿀풀 *Prunella vulgaris* var. *lilacina* 또는 하고초 *P. vulgaris*의 꽃대(꽃이삭, 화수)
과 명	꿀풀과(Labiatae)

성　분	• Triterpenoid : ursolic acid, oleanolic acid, methyl ursolate, methyl oleanolate, 2α, 3α-dihydroxyursan-12-en-28-oate 등 • 기타 : rutin, hyperoside, rosmarinic acid, caffeic acid 등
약　리	• 이뇨, 혈압강하작용 • 항균작용 • 항암작용 • 항바이러스(HIV-1, HSV)작용 • 항산화 작용 • 기타 : 항알러지작용, 항염증작용
확인시험	Liebermann-Burchard 반응에 양성(triterpenoid)
응　용	눈이 붉고 아픈데, 어지럼증, 두통, 갑상선염증, 임파선염, 결핵성 경부림프선염 등에 사용

홍화(Carthami Flos)

기　원	잇꽃 *Carthamus tinctorius*의 관상화
과　명	국화과(Compositae)
성　분	• Chalcone : carthamin(홍색색소), safflor yellow A(황색색소), safflor yellow B, safflomin A, safflomin C • Flavonoid : carthamidin, isocarthamidin, neocarthamin • Polyacetylene : 3*E*,11*E*-tridecadiene-3,7,9-triyne-1,2-diol, 1,8,11,14-heptadecatetraene • Cycloheptenone oxide : cartorimine • Lignan : tracheloside, matairesinol glucoside • Serotonin 유도체 : *N*-(*p*-coumaroyl)serotonin, *N*-feruroylserotonin
약　리	• 자궁수축작용 • 혈관확장 및 혈압강하작용 • 혈액응고억제 및 항혈전작용

	• 항산화작용 • 항염증작용 • 기타 : 면역증강작용, 항진균작용, 골다공증예방 효과(홍화씨)
응 용	통경, 정혈약으로 부인병, 냉증, 갱년기장애 등의 혈행장애의 치료에 사용. 그밖에 입술연지의 제조와 같은 화장품의 착색료, 식용 색소로 사용

제9장 목류 생약

고목(Picrasmae Lignum)

기 원	소태나무 *Picrasma quassioides* (=*Picrasma ailanthoides*)의 심재
과 명	소태나무과(Simaroubaceae)
성 분	• Quassinoid : nigakilactone D, G, F, kumijian A, B, G, picrasin A~G, N, O, Q, kusulactone, picrasinoside A, B 등 • Carboline alkalod : 1-carboxy-β-carboline, picrasidine A, B, H, L, M, N, P, R 등
약 리	• 건위작용 • 항균작용 • 항염작용
응 용	고미건위약, 살충약, 옴(민간약)

목통(Akebiae Caulis)

기 원	으름덩굴 *Akebia quinata*의 줄기로 주피를 제거한 것
과 명	으름덩굴과(Lardizabalaceae)
성 분	• Triterpenoid saponin : hederagenin 및 oleanolic acid를 genin으로 하는 akeboside, quinatoside A~D 등 • Triterpenoid : norajunolic acid, akebonoic acid 등

약　　리	• 이뇨작용 • 기타 : 진정작용, 해열작용, 진통효과
확인시험	가루 0.5g에 물 10ml를 넣고 잠시 끓인 다음 식히고 세게 흔들어 섞으면 지속성의 미세한 거품(saponin)
응　　용	소변불리(소염성 이뇨), 류마티스성 관절염, 신경통, 월경불통, 통유

제10장 수지류, 엑스류, 유액류 생약

알로에, 노회(Aloe)

기 원	*Aloe barbadensis*, *A. ferox*, *A. africana*, 또는 *A. spicata*의 잡종의 잎에서 얻은 액즙을 건조한 것
과 명	백합과(Liliaceae)
성 분	• Anthrone *C*-glycoside : barbaloin (=aloin A), isobarbaloin (=aloin B), aloinoside A~B, 5-hydroxyaloin A, homonataloin 등 • Anthraquinone : aloe-emodin, 1,3,6-trihydroxy-8-methyl-anthraquinone, nataloe-emodin, chrysophanol 등 • Chromone : aloesone, aloeresin A~D 등
약 리	• 건위, 사하작용 : barbaloin • 상처치유작용 : polyuronide와 같은 다당류 • 기타 : 항암작용, 항진균작용, 항염증작용, 항궤양작용 및 세포재생작용, 면역조절기능, 피부보습작용, 미백작용, 혈행촉진작용 등
확인시험	가루의 물추출액에 붕사를 넣어 가열 용해하고, 이를 수용액 중에 방울로 떨어뜨려 섞으면 녹색의 형광을 발한다.(anthrone 및 anthranol형 화합물에 기인한 Schoutelen 반응)
응 용	완하약, 강장약

오배자(Galla Rhois)

기　원　붉나무 *Rhus javanica*, 청부양 *R. potaninii* 또는 홍부양 *R. punjabensis* var. *sinica*(옻나무과 Anacardiaceae)의 잎 위에 주로 오배자면충 *Schlechtendalia chinensis*(면충과 Pemphigidae)이 기생하여 만든 벌레집

성　분
- Gallotannin : penta-*m*-digalloyl glucose, pentagalloyl glucose, gallic acid 등

약　리
- 수렴, 지사작용
- 항세균 작용
- 지혈작용

확인시험　$FeCl_3$ 시액에 남색(tannin)

응　용　수렴지사약, 진해, 지혈, 지한약

관련생약　몰식자(Galla Halepensis)

큐라레(Curare)

기　원　*Chondrodendron tomentosum* 및 기타 동속식물의 수피에서 얻은 수성엑스

과　명　방기과(Menispermaceae)

성　분
- Bisbenzyltetrahydroisoquinoline alkaloid : (+)-tubocurarine

약　리
- 말초성 골격근 이완작용 : tubocurarine

응　용　말초성 근이완약

아편가루(Pulvis Opii)

기　원　양귀비(앵속) *Papaver somniferum*의 미숙과실의 과피에 상처를 내어 얻은 유액이 말라서 굳은 아편을 균일한 가루로 한 것

과　명　양귀비과(Papaveraceae)

성　분　• Phenanthrene(morphinane) alkaloid : morphine, codeine, thebaine

• Isoquinoline alkaloid : papaverine, narcotine

• 기타 : meconic acid

약　리　• 진통작용 : morphine

• 진경작용 : papaverine

• 진해작용 : codeine, narcotine (=noscapine)

확인시험　1) TLC후 dragendorff시약에 의한 morphine, papaverine, codeine, noscapine의 확인, 2) hydroxylamine HCl 및 $FeCl_3$시약에 적갈색, Et_2O로 흔들어 섞을 때 Et_2O층은 적자색을 나타내지 않음(meconic acid), 3) Marquis반응 : formalin-황산시액(marquis 시액)에 의해 적자색에서 자색으로 변함.(morphine, codeine)

응　용　진통, 진정, 진경, 지사약, 진해약

주의 및 부작용　두통, 목현, 오심, 구토, 변비, 빈뇨, 배뇨곤란, 발한, 호흡억제, morphine 중독 3대 특징 : 혼수, 동공축소, 호흡억제

제11장 은화식물류 생약

동충하초(Cordyceps)

기 원 동충하초균 *Cordyceps sinensis*(맥각균과 Hypocreaceae)이 *Hepialus armoricanus*(박쥐나방과 Hepialidae)의 유충에서 기생하여 자란 자실체와 유충의 몸체

성 분
- Nucleic acid 유도체 : adenine, adenosine, cordycepin 등
- Steroid, 다당류, 단백질 등

약 리
- 강장작용
- 면역조절 작용
- 항암작용
- 심혈관계에 대한 작용 : 혈중 콜레스테롤 저하작용, 혈압강하 작용, 혈관확장 작용
- 혈당강하 작용
- 세포보호작용 등

응 용 강장, 진정, 진해약

맥각(Ergota, Secale Cornutum)

기 원 호밀 *Secale cereale* 및 *Hordeum vulgare* var. *hexastichon, Triticum aestivum*(벼과 Gramineae)의 자방에 맥각균 *Claviceps purpurea*(맥각균과 Hypocreaceae)이 기생하여 생긴 균핵(sclerotium)

성 분
- Ergot alkaloid : *d*-lysergic acid, lysergic acid amide(ergine), lysergic acid diethylamide(LSD, 향정신성의약품, 합성품),

	수용성 alkaloid(amide alkaloid) : ergometrine(ergonovine, ergobasine) 등 비수용성 alkaloid(peptide alkaloid) : ergotamine계, ergoxine계, ergotoxine계
약 리	• 자궁수축작용 : ergometrine(ergonovine, ergobasine) • 말초혈관 평활근 수축작용(편두통치료) : ergotamine
응 용	산과에서 진통촉진, 자궁출혈(지혈제)에 사용

복령(Poria Sclerotium, Hoelen)

기 원	복령균 *Poria cocos*의 균핵
과 명	구멍장이버섯과(잔나비걸상과, Polyporaceae)
성 분	• 다당체 : pachyman, heteropolysaccharide 등 • Lanostane triterpenoid : pachymic acid, eburicoic acid 등
약 리	• 이뇨작용 : 물추출물 • 항염증 • 자양강장, 진정작용 • 항암작용
확인시험	1) Lieberman-Burchard반응(triterpenoid 및 ergosterol), 2) 요오드 시액에 진한 적갈색(pachyman)
응 용	건위, 이뇨, 진정약
관련생약	저령(Polyporus Sclerotium), 저령 *Polyporus umbellatus*의 균핵(sclerotium)

영지(Ganoderma)

기 원	영지 *Ganoderma lucidum* 및 기타 근연종의 자실체
과 명	구멍장이버섯과(잔나비걸상과, Polyporaceae)
성 분	• Triterpene : ganoderic acid A-T, ganoderic acid β, lucidenic acid A-P 등 • Steroid : ergosterol • Polysaccharide : 항종양(GL-1), 혈당강하(ganoderan B, C : β-glucan)
약 리	• 항종양작용 • 심혈관계 작용 : 콜레스테롤 감소, 혈소판 응집억제, 혈압강하 작용, 강심효과 • 세포보호 작용 • 면역계에 대한 작용 : 면역증강 작용 • 항바이러스 작용 • 기타 : 혈당강하, 진통작용
확인시험	Lieberman-Burchard 반응
응 용	강장, 진정약으로 불면, 신경쇠약증, 소화불량, 노인성 기관지염에 의한 기침 등 만성 질환

제12장 동물류 생약

간유(Oleum Jecoris)

기 원	대구 *Gadus macrocephalus* 또는 명태 *Theragra chalcogramma*의 신선한 간장 또는 유문수에서 얻은 지방유
과 명	대구어과(Gadidae)
성 분	• Retinol (vitamin A), cholecalciferol (vitamin D_3)
약 리	• Vitamin A, D 결핍증 치료 및 예방약 • 구루병, 각막연화증, 골경화증, 야맹증, 빈혈, 영양장애 치료
확인시험	• Carr-Price 반응 : 0.1g에 $CHCl_3$ 10ml를 넣어 녹이고 이액 1ml를 취하여 삼염화안티몬($SbCl_3$) 시액 3ml를 넣을 때 곧 청색으로 되지만 이 색은 빠르게 퇴색함.(vitamin A)
응 용	Vitamin A, D 결핍증 예방 및 치료제, 자양제

녹용(Cervi Parvum Cornu)

기 원	매화록 *Cervus nippon*, 마록 *C. elaphus* 또는 대록 *C. canadensis*의 숫사슴의 털이 밀생하고 아직 골질화되지 않았거나 약간 골질화된 어린 뿔을 자른 다음 말린 것
과 명	사슴과(Cervidae)
성 분	• Lysophosphatidylcholine (LPC), 인산칼슘 $Ca_3(PO_4)_2$, 탄산칼슘 $CaCO_3$, collagen
약 리	• 발육촉진 작용, 강장작용 • 조혈작용 • 강심작용
응 용	강장, 보혈, 강정, 강심 흥분약으로 쇠약, 무기력, 현기증, 요슬의 위약, 두통, 두중, 자율신경실조증, 저혈압증, 갱년기장애

사향(Moschus, Musk)

기 원	난쟁이사향노루 *Moschus berezovskii*, 산사향노루 *M. chrysogaster* 또는 사향노루 *M. moschiferus* 수컷의 사향선 분비물로써 그 내용물을 꺼내어 말린 것을 가루사향이라 하고, 주머니 모양의 사낭(麝囊)을 그대로 잘라내어 말린 것을 주머니사향이라고 함
과 명	사향노루과(Moschidae)
성 분	• 향기 성분 : muscone(3-methylcyclopentadecanone), normuscone, muscopyridine
약 리	• 뇌신경계에 대한 작용 : 호흡중추와 심장을 흥분시킴. • 항염증작용 • 자율신경계에 대한 작용 : 자궁의 자발적인 운동성 증가 • 기타 : 남성호르몬유사작용, 진통작용
응 용	흥분, 강심, 강장, 진정, 진경, 배농, 해독약

섬수(Bufonis Venenum)

기 원	두꺼비 *Bufo bufo gargarizans* 또는 흑광섬서 *Bufo melanostictus*의 독선의 분비물을 모은 것
과 명	두꺼비과(Bufonidae)
성 분	• Bufadienolide계 강심 steroid : bufalin, bufotalin, bufotoxin • Cardenolide계 강심 steroid : digitoxigenin • Indole alkaloid : bufotenine
약 리	• 강심작용 : Bufadienolide류 성분에는 digitalis glycoside류와 유사한 강심작용(Na^+, K^+-ATPase 억제함으로서 심부전증으로 인한 부종개선), 심실의 수축 및 확장력 증가, 관상동맥확장작용, digitalis 배당체보다 속효성, 축적작용은 적음. • 국소마취작용 : bufalin(cocaine보다 100배 이상 강함.) • 환각작용 : bufotenine • 이뇨작용 : 배당체에 결합되어 있는 suberic acid • 호흡 또는 중추신경 흥분작용

확인시험	Steroid 정색반응(Salkowski 반응, Liebermann-Burchard 반응)
응　용	강심, 이뇨약(digitalis 배당체 휴약기에 투여), 진통약, 지혈약, 강심약의 제조원료

우황(Bezoar Bovis, Bovis Calculus)

기　원	소 *Bos taurus* var. *domesticus*의 담낭 중에 생긴 결석
과　명	소과(Bovidae)
성　분	• 담즙색소(bile pigment) : bilirubin, biliverdin • 담즙산(bile acid) : cholic acid, deoxycholic acid, chenodeoxycholic acid
약　리	• 진경, 진정작용 • 조혈작용 • 기타 : 혈압강하 작용, 담즙 분비 촉진작용, 해열작용, 항염증 작용
응　용	강심, 진정, 진경, 해열, 해독약

웅담(Fel Ursi)

기　원	불곰 *Ursus arctos* 또는 기타 근연동물의 담즙(담낭)을 말린 것
과　명	곰과(Ursidae)
성　분	• 담즙산(bile acid) : tauro-ursodeoxycholic acid, chenodeoxycholic acid, cholic acid • 기타 : cholesterol, bilirubin, taurine 등
약　리	• 이담작용 : deoxycholate 〉 ursodeoxycholate 〉 chenodeoxycholate • 진경, 진정작용 : tauro-ursodeoxycholic acid, ursodeoxycholic acid
응　용	고미건위, 진통, 진경, 이담, 소염, 해열약으로 위통, 설사, 황달, 장내기생충에 의한 복통

제13장 유지류 생약

면실유(Oleum Gossypii)

기 원	흰꽃목화 *Gossypium herbaceum* 및 분홍꽃목화 *G. barbadense*를 비롯한 기타 동속 식물의 씨를 압착하여 얻은 지방유
과 명	아욱과(Malvaceae)
성 분	• sesquiterpene dimer : (+),(−)-gossypol, 6-methoxygossypol, 6,6′-dimethoxygossypol • 지방산 : sterculic acid 등
약 리	• Gossypol작용 : 피임작용, 항바이러스작용, 항암작용
확인시험	면실유, amyl alcohol, 유황의 CS_2용액(1%) 각각 2ml씩 시험관에 취하고 수욕상 20분간 가열하면 홍색으로 변색(함유성분 sterculic acid 확인, Halphen 반응)
응 용	비누, 경화유, 도료, 식용

참기름(Oleum Sesami)

기 원	참깨 *Sesamum indicum*의 씨에서 얻은 지방유
과 명	참깨과(Pedaliaceae)
성 분	• Fatty acid : oleic acid, linoleic acid • Lignan : sesamin, sesamolin
약 리	• 항산화 작용 : 지방의 과산화 억제(sesamolin, sesamol, sesamolinol)

확인시험	백당 및 염산(백당과 염산대신 furfural을 가해도 됨)을 가하고, 방치하면 산층은 담홍색, 적색으로 됨.(Baudouin 반응 : sesamolin의 분해물인 sesamol은 sucrose와 반응하여 적색)
응　　용	연고, 경고, 리니멘트제의 제제용 기제, 주사용 용제, 식용

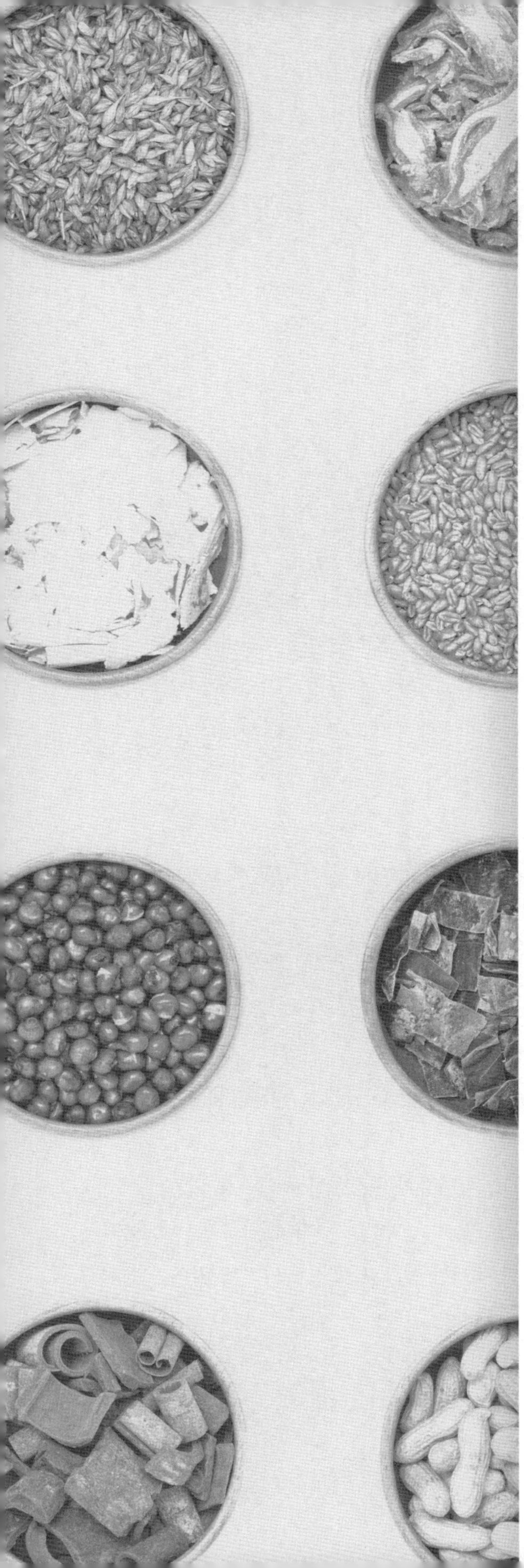

제3편
한약제제학

제1장 총론
제2장 본초학(本草學)
제3장 방제학(方劑學)

제1장 총론(總論)

제1절 음양오행(陰陽五行)

1. 음양의 기본개념

(1) 음양은 우주만물의 상호대립된 성질을 대변

(2) 음양의 속성은 절대적인 아니고 상대적인 것으로 절대적인 음이나 양은 없음.

- 음 : 정적(靜的)이며 안으로 들어가고 아래로 내려가며, 차갑고 형체가 있으며 어둡고 억제(抑制)하는 것
- 양 : 움직이고 밖으로 향하며, 위로 향하고 뜨거우며 형체가 없고 밝은 것

2. 음양의 특성

(1) 음양교감(陰陽交感) : 음양의 두 기운이 운동하는 과정에서 서로 감응(感應)하고 교합(交合)하는 과정

(2) 음양대립제약(陰陽對立制約) : 음양의 서로 대립되는 성질로 인해 서로를 제약(制約)하여 어느 한쪽이 과도하게 항진(亢進)되는 것을 막아 서로 평형을 이룰 수 있도록 해 줌.

(3) 음양호근호용(陰陽互根互用)

- 호근 : 서로 대립된 음양이 서로 의존하며 존재함을 의미하는 것으로, 음과 양은 상대적인 개념으로 각기 상대방을 떠나서는 존재할 수 없음.
- 호용 : 음양이 서로 쉬지 않고 상대방을 보조하고, 상대방이 성장하도록 도와줌.

(4) 음양동태평형(陰陽動態平衡) : 음양은 정지해 있지 않고 끊임없이 변화를 반복하는데, 음과 양의 비율이 일정하게 유지되지 않고 일정한 범위 내에서 서로의 비율에 약간씩 차이를 보이며 평형을 이루는 것

(5) 음양상호전화(陰陽相互轉化) : 양에 속하는 물질이 음에 속하는 물질로 변화할 수 있고, 음에 속하는 물질이 양에 속하는 물질로 변화할 수 있음을 의미

3. 오행(五行)의 기본개념

(1) 오행설-목(木), 화(火), 토(土), 금(金), 수(水)의 다섯 가지 물질의 자연현상 및 그 성질이 서로 돕고(상생, 相生), 서로 억제(상극, 相剋)하는 연쇄적 관계를 통하여 세계를 인식하고, 우주와 만물의 규칙을 설명하는 학설

(2) 오행의 개념은 장부의 배속과 밀접하게 연관되어 질병의 진단 및 치료에 중요한 기준이 됨.

(3) 인체의 상호관계를 설명

(4) 오장의 질병, 진단의 원리를 설명

(5) 질병의 진단과 치료 및 방제의 지침

4. 오행의 상호관계

(1) 상생(相生)과 상극(相剋)-인체의 정상적인 평형을 유지하기 위한 관계

(2) 상생(相生)-목생화(木生火), 화생토(火生土), 토생금(土生金), 금생수(金生水), 수생목(水生木), 모자(母子)관계, 전자가 후자를 자생(資生), 조장(助長), 촉진(促進)하는 관계

- 치료법-자수함목법(滋水涵木法), 익화생토법(益火生土法), 배토생금법(培土生金法), 금수상생법(金水相生法)

(3) 상극(相剋)-목극토(木剋土), 토극수(土剋水), 수극화(水剋火), 화극금(火剋金), 금극목(金剋木), 전자가 후자를 제약(制約), 억제(抑制)하는 관계, 오행의 평형유지

- 치료법-억목부토법(抑木扶土法), 배토제수법(培土制水法), 좌금평목법(佐金平木法), 사화보수법(瀉火補水法)

5. 상승(相乘)과 상모(相侮)

(1) 상승(相乘)-오행 중 어느 하나의 기운이 과도하게 넘쳐서 상극의 관계에 있는 다른 하나를 억압하는 것

(2) 상모(相侮)-모자 관계에 있는 자(子)의 기운이 과도하여 오히려 모(母)의 정상적인 기능에 영향을 주는 것

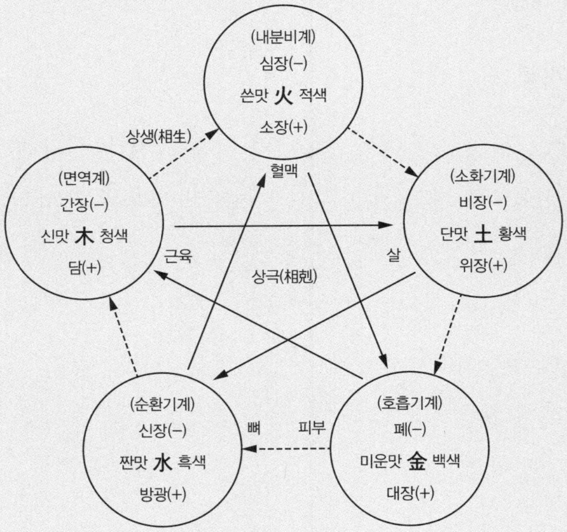

오행의 상생상극도
(-)음, (+)양

제2절 장부론(臟腑論)

1. 장부(臟腑)의 개요

- 장 : 평평하게 저장함을 말하는 것으로 모든 신기(神氣)를 저장하며 정기(精氣)를 유통시키는 곳
- 부 : 부고(府庫)의 뜻으로 출납(出納)과 전수(傳輸)를 맡는 곳

2. 오장(五臟)

- 간(肝) : 소설(疎泄)기능과 혈을 저장, 눈에 개규(開竅), 화(華)는 조(爪; 손톱), 간과 담은 표리관계
- 심(心) : 혈맥(血脈)과 신(神)을 주관, 관규(關竅)는 혀, 표상(表象)은 얼굴, 심과 소장은 표리관계
- 비(脾) : 중초에 있으며, 운화(運化)를 주관, 정기를 상승, 혈액을 통제, 관규는 입, 표상은 입술, 비와 위는 표리관계
- 폐(肺) : 기(氣)를 주관, 호흡관할, 폐기의 발산·숙강 주관, 관규는 코, 표상은 피부, 폐와 대장은 표리관계

- 신(腎) : 정(精)을 저장, 발육, 생식 주관, 골 생성 주관, 귀와 이음(二陰)에 개규, 화는 두발, 신과 방광은 표리관계

3. 육부(六腑)

- 담, 소장, 위, 대장, 방광, 삼초

표(表)	간(肝)	심(心)	비(脾)	폐(肺)	신(腎)
리(裏)	담(膽)	소장(小腸)	위(胃)	대장(大腸)	방광(膀胱)

오장	간(肝)	심(心)	비(脾)	폐(肺)	신(腎)
개규	눈	혀	입	코	귀, 이음

제3절 기혈수론(氣血水論)

1. 기(氣)-인간의 몸을 흐르는 에너지

(1) 기(氣)의 종류

- 원기(元氣) : 부모로부터 받은 선천적인 기, 신(腎)에 보관되어 있음.
- 종기(宗氣) : 폐에서 받아들인 자연계의 청기와 비위에서 음식물을 운화하여 생성된 음식물의 주요 성분이 결합되어 생성된 기
- 영기(營氣) : 영혈(營血), 맥속을 흐르는 영양물질이 풍부한 정기(精氣)
- 위기(衛氣) : 위양(衛陽), 맥 밖으로 흐르는 기, 외사의 침입을 막음, 장부, 기육(肌肉), 피모 등을 온양(溫養), 땀 분비를 조절하고 통제

(2) 기의 생리기능

- 추동작용(推動作用) : 인체의 생장과 발육, 각 장부, 경락 등 조직기관의 생리활동, 혈액의 생성과 순환, 진액의 생성, 수송, 배설 등을 추진하고 촉진
- 온후작용(溫煦作用) : 인체의 안팎을 따뜻하게 하는 작용
- 방어작용(防禦作用) : 인체의 면역능력으로 전신의 표면에서 외사가 침입하지 못하도록 방어하는 항병능력
- 고섭작용(固攝作用) : 몸 안의 액체형태의 물질 등이 유실되지 않도록 하는 역할

- 기화작용(氣化作用) : 기화는 기의 운동으로 발생하는 각종 변화와 각종 대사활동으로 기화작용으로 체내의 정, 혈, 진액 등이 신진대사를 하거나 상호전화함.

2. 혈(血)

(1) 혈의 병리변화

- 혈허(血虛) : 혈이 부족한 상태
- 혈어(血瘀) : 체내의 혈액이 정체되어 노폐물이 쌓여 생기는 병증
- 혈열(血熱) : 혈에 열사가 침입하여 혈의 점성이 증가한 경우
- 혈한(血寒) : 한사가 침입하여 혈의 활성이 떨어진 상태
- 혈출(血出) : 혈이 순환 경로를 이탈
- 혈탈(血脫) : 실혈과다나 어혈이 오래되어 생기는 위급한 상태

3. 수(水)–진액(津液)

- 수허(水虛) : 인체에 수분이 부족
- 수체(水滯) : 체내의 수분이 정체, 부종, 설사, 알레르기 유발
- 수분(水分) : 외부로부터 열의 손실을 막는 보호막 역할

4. 기혈수의 상호관계

- 기는 혈을 생성
- 기는 혈을 운행
- 기는 혈을 통섭
- 혈은 기의 모체
- 기는 진액을 생성
- 기는 진액을 운송
- 기는 진액을 잡아 줌
- 진액은 기의 매개체

제4절 변증(辨證)

※ 변증 : 4진을 이용하여 병인을 파악하는 한의약학적 진단방법

1. 병인병증

(1) 육음

- 풍(風) : 봄의 주기, 발열, 오한, 두중, 두통, 코막힘, 눈물, 기침
  풍사습표(風邪襲表), 풍객기부(風客肌膚), 풍습경락(風襲經絡), 풍역관절(風歷關節)
- 한(寒) : 겨울의 주기, 음사(陰邪), 동통 유발
  한사재표(寒邪在表), 한중우이(寒中于裏), 한응경맥(寒凝經脈)
- 서(署) : 여름의 주기, 장열, 심번, 심신불안, 열병, 일사병
  중서(中暑), 서습(暑濕), 서열(暑熱)
- 습(濕) : 장하(長夏)의 주기, 음사, 머리가 무겁고(두중), 코막힘, 임탁(淋濁), 대하
  습곤위표(濕困衛表), 습체경락(濕滯經絡), 습독침음(濕毒侵淫)
- 조(燥) : 가을의 주기, 진액 손상, 입, 코 건조, 목이 마름, 피부 건조, 소변량 감소
- 화(火) : 열이 심하면 화가 됨, 장부를 태우고, 진액을 소모하며 그 해가 아주 큼, 불면증
  신혼섬어(神魂譫語)

(2) 칠정(七情) : 정신적으로 스트레스를 받으면 생기는 정신적인 활동

- 희(喜) : 즐겁고 기쁜 표현, 지나치면 심기(心氣) 손상
- 노(怒) : 화를 냄, 간 손상
- 우(憂) : 걱정, 폐 손상
- 사(思) : 사려, 비(脾) 손상
- 비(悲) : 슬픔, 폐와 심 손상
- 공(恐) : 공포, 신(腎) 손상
- 경(驚) : 놀람, 심신불안 야기

2. 기혈진액변증(氣血津液辨證)

(1) 기(氣)

- 기허(氣虛) : 전신 또는 장부의 기능이 약화되고, 병에 대한 저항력이 약하게 된 병증
- 심기허(心氣虛) : 가슴이 뛰거나 아픔, 불안, 숨가쁨, 어지러움, 결대맥
- 비위기허(脾胃氣虛) : 소화흡수능력 저하
- 기체(氣滯) : 기가 한 곳에 머물러서 운행이 되지 않음
- 기역(氣逆) : 기의 승강에 이상이 생겨 장부의 기가 거꾸로 오름
- 기함(氣陷) : 기가 부족하여 올라가지 못하고 아래로 내려가는 병증
- 기폐(氣閉) : 기의 출입처가 폐색
- 기탈(氣脫) : 기가 원 위치에서 벗어난 병증

(2) 혈(血)

- 혈허(血虛) : 혈이 부족
- 심혈허 : 머리가 멍하고 머리가 흔들림, 건망증, 초조감, 다몽, 동계(動悸)
- 간혈허 : 눈이 가물거림, 눈이 건조, 눈이 부시고, 피로함, 근육경련, 근경직
- 혈허생풍(血虛生風) : 혈허시에 나타나는 피부병변. 피부건조, 피부파열, 피부소양증
- 간기울결(肝氣鬱結) : 우울감, 억울감, 초조감, 분노, 정서불안
- 어혈(瘀血) : 생리적인 기능을 상실한 혈액이 어느 일정 부위에 정체되어 있는 상태. 손바닥이 홍적색, 피부에 자색반점, 피부가 거칠고 입술주위가 청자색

(3) 진액(津液)

- 진액 : 인체에 있는 정상적인 모든 수액의 총칭

(4) 육경변증(六經辨證)

- 외감병이 진행되는 과정에서 나타나는 각종 증후들을 음과 양으로 변별한 후 이를 삼음과 삼양으로 나누어 변증하는 방법
- 태양병(太陽病) : 체표부에서 정사(正邪)가 투쟁하고 있는 외감병의 초기단계로 표증
  태양경증(太陽經證) : 병사가 태양경의 표에 침입하였지만 아직 부(腑)에는 침입하지 않은 상태
  태양부증(太陽腑證) : 태양경에 있는 사(邪)가 방광으로 침입한 상태

- 양명병(陽明病) : 양명이란 족양명위(足陽明胃)와 수양명대장(手陽明大腸)을 말함.

  양명경증(陽明經證) : 풍한의 사기가 양명경의 표에 침입된 초기 단계

  양명부증(陽陽腑證) : 사열(邪熱)이 위와 장을 침범하여 장내용물을 마르게 하고 변이 장내에 굳어진 증후
- 소양병(少陽病) : 수소양삼초(手少陽三焦)와 족소양담(足少陽膽)을 가리킴. 궐음(厥陰)과는 표리관계, 반표반리(半表半裏)를 주관
- 태음병(太陰病) : 족태음비(足太陰脾)와 수태음폐(手太陰肺)를 가리킴, 대장과 표리관계
- 소음병(少陰病) : 수소음심(手少陰心)과 족소음신(足少陰腎)을 가리킴, 심신질환
- 궐음병(厥陰病) : 족궐음간과 수궐음심포를 가리킴, 담과 삼초와는 표리관계

(5) 위기영혈변증(衛氣營血辨證)

- 위분증(衛分證) : 온열병의 초기 단계, 온사(溫邪)가 위분을 침입하여 정기와 투쟁하는 상태

  풍온표증(風溫表證), 서온표증(署溫表證), 습온표증(濕溫表證), 추조표증(秋燥表證), 풍한표증(風寒表證)
- 기분증(氣分證) : 온병 병변이 위분, 영분(營分), 혈분(血分)에 들어가지 않는 모든 병증

  기분열성(氣分熱盛), 담열조폐(痰熱燥肺), 위장실열(胃腸實熱), 기분습온(氣分濕溫)
- 영분증(營分證) : 병사가 깊이 침입하여 영양물질을 손상시키는 단계. 병변부위는 심(心)과 심포(心包)에 있고 심신을 교란시키는 단계

  영분병(營分病), 위영동병(衛營同病), 기영동병(氣營同病), 열입심포(熱入心包), 열동간풍(熱動肝風)
- 혈분증(血分證) : 위기영혈변증의 마지막 단계, 열사가 혈분으로 깊이 들어와 혈을 소모시키고 교란하고 있어 병이 몹시 위중한 상태

  열성박혈(熱盛迫血), 기혈양번(氣血兩燔), 혈열동풍(血熱動風), 열어교결(熱瘀交結)

(6) 삼초변증(三焦辨證)

- 삼초변증 : 장부의 생리와 병리에 따라 온병의 발전과정과 병기 및 증후를 분석하여 체계화시킴.
- 상초증 : 수태음폐와 수궐음심포에 병사가 침습한 병증
- 중초증 : 족양명위와 족태음비에 병사가 침습한 병증
- 하초증 : 족소음신과 족궐음간에 병사가 침습한 병증

제2장 본초학(本草學)

제1절 해표약(解表藥)

1. 신온해표약(辛溫解表藥)

주로 신온(辛溫)의 약성(藥性)을 가지고 있으며, 풍한(風寒)을 발산하는 효과를 나타낸다. 폐(肺)에 귀경하는 약물이 많으며, 발한(發汗), 해표(解表), 선폐(宣肺), 평천(平喘), 해기(解肌), 거풍(祛風), 산풍(散風), 산한(散寒), 통규(通竅) 등의 효능을 갖는다.

본초명	약성	귀경	효능
강활(羌活)	辛, 苦, 溫	膀胱, 腎	산한해표(散寒解表), 거풍지통(祛風止痛)
계지(桂枝)	辛, 甘, 溫	肺, 膀胱	발한해기(發汗解肌), 온통경맥(溫通經脈), 통양화기(通陽化氣), 평강충역(平降衝逆)
마황(麻黃)	辛, 微苦, 溫	肺, 膀胱	발한해표(發汗解表), 선폐평천(宣肺平喘), 이수소종(利水消腫)
방풍(防風)	辛, 甘, 微溫	膀胱, 肝, 脾	발표산풍(發表散風), 승습지통(勝濕止痛), 해경정축(解痙定搐)
백지(白芷)	辛, 溫	肺, 胃	해표산풍(解表散風), 통규지통(通竅止痛), 조습지대(燥濕止帶), 소종배농(消腫排膿)
생강(生薑)	辛, 溫	肺, 脾, 胃	발한해표(發汗解表), 온중지구(溫中止嘔), 화담지해(化痰止咳)
세신(細辛)	辛, 溫	肺, 腎	거풍산한(祛風散寒), 통규지통(通竅止痛), 온폐화음(溫肺化飮)
소엽(蘇葉)	辛, 溫	肺, 脾	발한해표(發汗解表), 행기관중(行氣寬中), 해어해독(解魚蟹毒)
신이(辛夷)	辛, 溫	肺, 胃	발산풍한(發散風寒), 선통비규(宣通鼻竅)

본초명	약성	귀경	효능
창이자(蒼耳子)	辛, 苦, 溫	肺	발한산풍(發汗散風), 제습승양(除濕升陽), 통규지통(通竅止痛)
향유(香薷)	辛, 微溫	肺, 脾, 胃	발한해표(發汗解表), 화습화중(化濕和中), 이수소종(利水消腫)
형개(荊芥)	辛, 微溫	肺, 肝	발표산풍(發表散風), 초탄지혈(炒炭止血)

2. 신량해표약(辛凉解表藥)

주로 신량(辛凉)의 약성(藥性)을 가지고 있으며, 풍열(風熱)을 없애는 작용을 한다. 폐(肺)에 귀경하는 약물이 많으며, 소산풍열(疏散風熱), 발표투진(發表透疹), 청열해독(淸熱解毒)의 효능으로 외감풍열(外感風熱)에 의한 발열(發熱), 미오풍한(微惡風寒), 구미갈(口微渴), 현운(眩暈), 두통(頭痛), 목적(目赤), 목적다루(目赤多淚), 인후종통(咽喉腫痛), 마진불투(痲疹不透), 풍열해수(風熱咳嗽) 등의 증상에 사용한다.

본초명	약성	귀경	효능
갈근(葛根)	甘, 辛, 凉	脾, 胃	해기퇴열(解肌退熱), 투발마진(透發麻疹), 생진지갈(生津止渴), 승양지사(升陽止瀉)
국화(菊花)	辛, 甘, 苦, 微寒	肺, 肝	소산풍열(疏散風熱), 평간명목(平肝明目), 청열해독(淸熱解毒)
박하(薄荷)	辛, 凉	肺, 肝	소산풍열(疏散風熱), 청리두목(淸利頭目), 투진해울(透疹解鬱)
승마(升麻)	辛, 甘, 微寒	肺, 脾, 胃, 大腸	발표투진(發表透疹), 청열해독(淸熱解毒), 승거양기(升擧陽氣)
시호(柴胡)	苦, 辛, 微寒	肝, 膽	소산퇴열(疏散退熱), 소간해울(疏肝解鬱), 승양거함(升陽擧陷)
우방자(牛蒡子)	辛, 苦, 寒	肺, 胃	소산풍열(疏散風熱), 선폐투진(宣肺透疹), 이인해독(利咽解毒)

제2절 청열약(淸熱藥)

1. 청열사화약(淸熱瀉火藥)

사열(邪熱)을 청설(淸泄)하는 효능이 있기 때문에 주로 온병(溫病)에서 기(氣)에 해당하는 부분에 사열(邪熱)이 침입하여 생기는 열이 나고 땀이 나며 입안이 마르고 갈증을 느끼며 숨이 차며 불안한 증상에 사용한다.

본초명	약성	귀경	효능
결명자(決明子)	甘, 苦, 鹹, 微寒	肝, 腎, 大腸	청간명목(淸肝明目), 윤장통변(潤腸通便)
괄루근(栝蔞根)	甘, 微苦, 微寒	肺, 胃	청열생진(淸熱生津), 소종배농(消腫排膿)
석고(石膏)	辛, 甘, 大寒	肺, 胃	청열사화(淸熱瀉火), 제번지갈(除煩止渴), 수렴생기(收斂生肌)
지모(知母)	苦, 甘, 寒	肺, 胃, 腎	청열사화(淸熱瀉火), 자음윤조(滋陰潤燥)
치자(梔子)	苦, 寒	心, 肝, 肺, 胃, 三焦	사화제번(瀉火除煩), 청열이습(淸熱利濕), 양혈해독(涼血解毒)

2. 청열조습약(淸熱燥濕藥)

주로 고한(苦寒)의 약성(藥性)을 가지고 있으며, 고(苦)로 습(濕)을 제거하고 한(寒)으로 해열(解熱)하는 효능을 가진다.

본초명	약성	귀경	효능
고삼(苦蔘)	苦, 寒	心, 肝, 胃, 大腸, 膀胱	청열조습(淸熱燥濕), 살충이뇨(殺蟲利尿)
용담(龍膽)	苦, 寒	肝, 膽, 膀胱	청열조습(淸熱燥濕), 사간담화(瀉肝膽火)
황금(黃芩)	苦, 寒	心, 肺, 胃, 膽, 大腸	청열조습(淸熱燥濕), 사화해독(瀉火解毒), 지혈안태(止血安胎)
황련(黃蓮)	苦, 寒	心, 肝, 胃, 大腸	청열조습(淸熱燥濕), 사화해독(瀉火解毒)
황백(黃柏)	苦, 寒	腎, 膀胱, 大腸	청열조습(淸熱燥濕), 사화해독(瀉火解毒), 퇴열제증(退熱除蒸)

3. 청열양혈약(清熱涼血藥)

주로 고한(苦寒)의 약성(藥性)으로 청열양혈(清熱涼血) 효능을 가지며, 영분(營分)과 혈분(血分)의 사열(邪熱)을 청해(清解)하는 작용이 있어 영분(營分)과 혈분(血分)의 실열증(實熱證)에 사용한다.

본초명	약성	귀경	효능
목단피(牧丹皮)	苦, 辛, 微寒	心, 肝, 腎	청열양혈(清熱涼血), 활혈산어(活血散瘀)
생지황(生地黃)	甘, 苦, 寒	心, 肝, 腎	청열양혈(清熱涼血), 양음생진(養陰生津)
적작약(赤芍藥)	苦, 微, 寒	肝	청열양혈(清熱涼血), 산어지통(散瘀止痛)
현삼(玄蔘)	甘, 苦, 鹹, 寒	肝, 胃, 腎	청열양혈(清熱涼血), 자음해독(滋陰解毒)

4. 청열해독약(清熱解毒藥)

주로 고(苦), 한(寒)으로 폐경(肺經)과 심경(心經)에 작용하여 청열해독(清熱解毒), 소산풍열(疏散風熱)의 효능으로 화열(火熱)이 옹성(壅盛)하여 일어나는 열독(熱毒)이나 화독(火毒)을 청설(清泄)하는 약이다. 청열사화(清熱瀉火)하는 작용도 있지만 해독(解毒)하는 작용이 더 우수하다.

본초명	약성	귀경	효능
금은화(金銀花)	甘, 寒	肺, 心, 胃	청열해독(清熱解毒), 소풍산열(疏風散熱)
연교(連翹)	苦, 微寒	肺, 心, 膽	청열해독(清熱解毒), 소옹산결(消癰散結), 소산풍열(疏散風熱)

5. 청허열약(清虛熱藥)

음양(陰陽)과 기혈(氣血)의 부족으로 인해 생기는 발열(發熱)을 없애고 골증(骨蒸)증상을 치료할 수 있는 약이다.

본초명	약성	귀경	효능
지골피(地骨皮)	甘, 淡, 寒	肝, 肺, 腎	양혈퇴증(涼血退蒸), 청폐강화(清肺降火)

제3절 사하약(瀉下藥)

1. 공하약(攻下藥)

성미가 고한(苦寒)하며 통변(通便), 사열(瀉熱)하는 효능이 있는 약물이다. 실열(實熱)이 적체(積滯)하여 생기는 변비에 사용하며, 열사(熱邪)에 의한 습열하리(濕熱下痢), 이급후중(裏急後重)에도 사용한다.

본초명	약성	귀경	효능
대황(大黃)	苦, 寒	脾, 胃, 大腸, 心	사열통변(瀉熱通便), 양혈해독(凉血解毒), 축어통경(逐瘀通經)
망초(芒硝)	鹹, 苦, 寒	胃, 大腸	사열통변(瀉熱通便), 윤조연견(潤燥軟堅), 청화소종(淸火消腫)

2. 윤하약(潤下藥)

장(腸)을 윤활하게 하여 대변을 나오게 하는 약물로서 대장에 진액이 부족해서 생긴 변비인 노인성 변비, 습관성 변비, 임신부 및 산후 변비에 주로 사용한다.

본초명	약성	귀경	효능
마자인(麻子仁)	甘, 平	脾, 大腸	윤장통변(潤腸通便)

3. 준하축수약(峻下逐水藥)

준열(峻烈)한 사하(瀉下)작용을 갖는 약물을 말하며, 정기(正氣)가 아직 쇠퇴하지 않은 경우에 적용하여 이실(裏實)을 공하(攻下)시킨다.

본초명	약성	귀경	효능
파두(巴豆)	辛, 熱, 大毒	胃, 大腸, 肺	준하한적(峻下寒積), 축수퇴종(逐水退腫), 거담이인(祛痰利咽), 식창소옹(蝕瘡消癰)

제4절 거풍습약(祛風濕藥)

근육이나 관절의 풍습(風濕)을 제거함으로서 비통(痺痛)을 멈추게 하고 서근활락(舒筋活絡)하게 하는 약물을 말한다.

본초명	약성	귀경	효능
독활(獨活)	辛, 苦, 溫	肝, 腎, 膀胱	거풍제습(祛風除濕), 견비지통(蠲痺止痛), 해표산한(解表散寒)
방기(防己)	苦, 辛, 寒	膀胱, 脾, 腎	거풍지통(祛風止痛), 이수퇴종(利水退腫)
상기생(桑寄生)	苦, 甘, 平	肝, 腎	거풍제습(祛風除濕), 보익간신(補益肝腎), 강장근골(强壯筋骨), 양혈안태(養血安胎)
위령선(威靈仙)	辛, 鹹, 溫	膀胱	거풍제습(祛風除濕), 통락지통(通絡止痛), 소제골경(消除骨鯁)

제5절 방향화습약(芳香化濕藥)

방향성(芳香性)이면서 체내에 있는 습탁(濕濁)을 제거하는 약물을 말한다. 주로 기기(氣機)를 소창(疏暢)시켜 복부팽만감을 없애주고 비(痞)를 풀어주는 효능이 있다.

본초명	약성	귀경	효능
곽향(藿香)	辛, 微溫	脾, 胃, 肺	방향화습(芳香化濕), 발표해서(發表解暑), 화중지구(和中止嘔)
사인(砂仁)	辛, 溫	脾, 胃, 腎	화습행기(化濕行氣), 온중지습(溫中止濕), 이기안태(理氣安胎)
창출(蒼朮)	辛, 苦, 溫	脾, 胃	조습건비(燥濕健脾), 거풍제습(祛風除濕), 산한해표(散寒解表)
후박(厚朴)	苦, 辛, 溫	脾, 胃, 肺, 大腸	조습제만(燥濕除滿), 하기소적(下氣消積), 소담평천(消痰平喘)

제6절 이수삼습약(利水滲濕藥)

인체 내의 수습(水濕)을 소변 등으로 배출시키는 약물을 말하며, 이뇨약(利尿藥)이라고도 한다. 이수삼습약(利水滲濕藥)은 체내의 수분 축적을 감소시키므로 수습(水濕)의 정체로 인한 여러 가지 병증(病症)을 치료할 수 있다.

본초명	약성	귀경	효능
목통(木通)	苦, 寒	心, 小腸, 膀胱	이수통림(利水通淋), 통경하유(通經下乳)
복령(茯苓)	甘, 淡, 平	心, 脾, 腎	이수삼습(利水滲濕), 건비보중(健脾補中), 영심안신(寧心安神)
의이인(薏苡仁)	甘, 淡, 微寒	脾, 胃, 肺	이수삼습(利水滲濕)
인진호(茵蔯蒿)	苦, 微寒	脾, 胃, 肝, 膽	청리습열(淸利濕熱), 이담퇴황(利膽退黃)
저령(猪苓)	甘, 淡, 平	腎, 膀胱	이수삼습(利水滲濕)
차전자(車前子)	甘, 寒	腎, 肝, 肺	이수통림(利水通淋), 청열명목(淸熱明目), 청폐화담(淸肺化痰)
택사(澤瀉)	甘, 淡, 寒	腎, 膀胱	이수삼습(利水滲濕), 청열사화(淸熱瀉火)

제7절 온리약(溫裏藥)

속을 따뜻하게 하여 한사(寒邪)를 몰아냄으로써 이한증(裏寒證)을 없애는 약물을 말하며, 거한약(祛寒藥)이라고도 한다. 주로 비(脾), 위(胃), 신(腎)에 들어가 온리산한(溫裏散寒), 회양구역(回陽救逆), 온경지통(溫經止痛) 등의 효능을 나타낸다.

본초명	약성	귀경	효능
건강(乾薑)	辛, 熱	脾, 胃, 心, 肺	온중산한(溫中散寒), 회양통맥(回陽通脈), 온폐화음(溫肺化飮)
부자(附子)	辛, 大熱, 有毒	心, 腎, 脾	회양구역(回陽救逆), 보화조양(補火助陽), 산한지통(散寒止痛)
산초(山椒)	辛, 熱	胃, 腎, 脾	온중지통(溫中止痛), 조습살충(燥濕殺蟲), 익화평천(益火平喘)

본초명	약성	귀경	효능
오수유(吳茱萸)	辛, 苦, 熱	肝, 脾, 胃	산한지통(散寒止痛), 소간하기(疏肝下氣), 조양지사(助陽止瀉)
육계(肉桂)	甘, 辛, 熱	腎, 脾, 心, 肝	보화조양(補火助陽), 산한지통(散寒止痛), 활혈통경(活血通經)
회향(茴香)	辛, 溫	肝, 腎, 脾, 胃	산한지통(散寒止痛), 이기화위(理氣和胃)

제8절 이기약(理氣藥)

기분(氣分)을 조절하는 기능을 함으로써 기체(氣滯)나 기역(氣逆)을 없애는 약물을 말하며, 행기약(行氣藥)이라고도 한다. 이기약(理氣藥)은 주로 행기지통(行氣止痛), 소창제비(消脹除痞), 소간해울(疏肝解鬱)의 효능을 가진다.

본초명	약성	귀경	효능
목향(木香)	辛, 苦, 溫	脾, 胃, 大腸, 膽	행기지통(行氣止痛), 건비소식(健脾消食)
오약(烏藥)	辛, 溫	肺, 脾, 腎, 膀胱	행기지통(行氣止痛), 온신산한(溫腎散寒)
지실(枳實)	苦, 辛, 微寒	脾, 胃, 大腸	파기소적(破氣消積), 화담제비(化痰除痞)
진피(陳皮)	辛, 苦, 溫	脾, 肺	이기건비(理氣健脾), 조습화담(燥濕化痰)
향부자(香附子)	辛, 微苦, 微甘, 平	肝, 三焦	소간이기(疏肝理氣), 조경지통(調經止痛)

제9절 소식약(消食藥)

음식물을 소화시키거나 적체(積滯)된 것을 내려주는 약물을 말하며, 소도약(消導藥)이라고도 한다. 상복부 팽만, 트림, 위산(胃酸) 역류, 오심구토(惡心嘔吐), 식욕부진, 비위허약에 의한 소화불량 등에 사용한다.

본초명	약성	귀경	효능
맥아(麥芽)	甘, 平	脾, 胃, 肝	행기소식(行氣消食), 건비개위(健脾開胃), 회유소창(回乳消脹)
산사자(山査子)	酸, 甘, 微溫	脾, 胃, 肝	소식화적(消食化積), 파기산어(破氣散瘀)
신곡(神麴)	辛, 甘, 溫	脾, 胃	행기소식(行氣消食), 건비개위(健脾開胃)

제10절 구충약(驅蟲藥)

체내의 기생충을 없애는 약물로서 구충작용 외에 소화기능을 강화시키는 작용이 있다.

본초명	약성	귀경	효능
빈랑자(檳榔子)	辛, 苦, 溫	胃, 大腸	살충소적(殺蟲消積), 행기이수(行氣利水)

제11절 지혈약(止血藥)

1. 온경지혈약(溫經止血藥)

오랫동안 기허(氣虛)나 양허(陽虛)하여 허해졌을 경우에 발생하는 출혈증상을 멈추게 하는 약물이다.

본초명	약성	귀경	효능
애엽(艾葉)	苦, 辛, 溫	肝, 脾, 腎	온경지혈(溫經止血), 산한지통(散寒止痛), 거풍제습(祛風除濕)

제12절 활혈거어약(活血祛瘀藥)

1. 활혈조경지통약(活血調經止痛藥)

활혈거어(活血祛瘀)하는 작용과 조경지통(調經止痛)하는 작용이 있는 약물로서, 주로 간(肝)으로 귀경한다.

본초명	약성	귀경	효능
도인(桃仁)	苦, 甘, 平	心, 肝, 肺, 大腸	활혈거어(活血祛瘀), 윤장통변(潤腸通便)
우슬(牛膝)	苦, 酸, 平	肝, 腎	활혈거어(活血祛瘀), 보익간신(補益肝腎), 강근장골(强筋壯骨), 이뇨통림(利尿通淋)
천궁(川芎)	辛, 溫	肝, 膽, 心包	활혈행기(活血行氣), 거풍지통(祛風止痛)
현호색(玄胡索)	辛, 苦, 溫	心包, 肝, 脾, 肺	활혈거어(活血祛瘀), 행기지통(行氣止痛)
홍화(紅花)	辛, 溫	心, 肝	활혈거어(活血祛瘀), 소종지통(消腫止痛)

2. 파혈축어소징약(破血逐瘀消癥藥)

활혈화어(活血化瘀)하는 작용이 강하고 파혈축어(破血逐瘀)하고 산결소징(散結消癥)하는 작용도 가지고 있는 약물로 주로 어혈(瘀血)이 오랫동안 조체(阻滯)되어 덩어리를 이루는 여러 증상에 쓰며 肝, 脾 등으로 귀경한다.

본초명	약성	귀경	효능
봉출(蓬朮)	辛, 苦, 溫	肝, 脾	파혈행기(破血行氣), 소적지통(消積止痛)
삼릉(三稜)	苦, 平	肝, 脾	파혈행기(破血行氣), 소적지통(消積止痛)

제13절 화담지해평천약(化痰止咳平喘藥)

1. 온화한담약(溫化寒痰藥)

온조(溫燥)하여 온폐거한(溫肺祛寒), 조습화담(燥濕化痰)하는 효능이 있다. 한담(寒痰), 정음(停飮)이 폐를 범하여 생기는 해수(咳嗽), 기천(氣喘)에 쓰며, 맑고 묽은 가래나 가래가 많은 기침을 할 때 쓴다.

본초명	약성	귀경	효능
길경(桔梗)	苦, 辛, 平	肺	선폐거담(宣肺祛痰), 배농소종(排膿消腫)
반하(半夏)	苦, 溫, 有毒	脾, 胃, 肺	조습화담(燥濕化痰), 강역지구(降逆止嘔), 소비산결(消痞散結)
천남성(天南星)	苦, 辛, 溫, 有毒	肺, 肝, 脾	조습화담(燥濕化痰), 거풍지경(祛風止痙)

2. 청화열담약(清化熱痰藥)

한(寒), 양(凉), 청(淸), 윤(潤)하여 청열화담(淸熱化痰), 윤조화담(潤燥化痰), 연견산결(軟堅散結)하는 효능이 있으며, 주로 열담(熱痰)이 폐(肺)에 옹체되어 기침을 하고 숨이 가쁘며, 가래는 누렇고, 혀는 붉으며 설태(舌苔)가 황색(黃色) 등의 증상이 있을 때 쓴다.

본초명	약성	귀경	효능
괄루인(栝蔞仁)	甘, 寒	肺, 脾, 大腸	청열화담(淸熱化痰), 관흉산결(寬胸散結), 소종료옹(消腫療癰), 윤장통변(潤腸通便)
전호(前胡)	苦, 辛, 微溫	肺	강기화담(降氣化痰), 선산풍열(宣散風熱)
패모(貝母)	苦, 甘, 微寒	肺, 心	화담지해(化痰止咳), 청열산결(淸熱散結)

3. 지해평천약(止咳平喘藥)

신(辛), 감(甘), 함(鹹)하여 선폐거담(宣肺祛痰), 윤폐지해(潤肺止咳), 강기평천(降氣平喘)하는 효능이 있어 외감(外感), 내상(內傷), 한열(寒熱), 허실(虛實) 등의 해수(咳嗽)와 천식(喘息)에 적용한다.

본초명	약성	귀경	효능
상백피(桑白皮)	甘, 寒	肺	사폐평천(瀉肺平喘), 이수소종(利水消腫)
행인(杏仁)	苦, 微溫, 有少毒	肺, 大腸	지해평천(止咳平喘), 윤장통변(潤腸通便)

제14절 안신약(安神藥)

1. 중진안신약(重鎭安神藥)

이 약들은 광물류와 개각류(介殼類)에 속하는 것들로 속성인 중(重)은 진정(鎭靜)이나 진겁(鎭怯)하는 작용이 우수하여 진정하며 안신하는 작용이 있다.

본초명	약성	귀경	효능
모려(牡蠣)	鹹, 澁, 微寒	肺, 腎	진경안신(鎭驚安神), 평간잠양(平肝潛陽), 수렴고삽(收斂固澁), 연견산결(軟堅散結)
용골(龍骨)	甘, 澁, 平	心, 肺, 腎	진경안신(鎭驚安神), 평간잠양(平肝潛陽), 수렴고삽(收斂固澁)

2. 양심안신약(養心安神藥)

대부분이 식물성 약으로 주로 심간(心肝)을 자양하여 음(陰)을 키우고 혈을 보하며 심신(心腎)을 잘 통하게 하고 울(鬱)을 풀어 정신을 안정시키는 작용이 있다.

본초명	약성	귀경	효능
산조인(酸棗仁)	甘, 酸, 平	心, 肝, 膽	양심익간(養心益肝), 안신렴한(安神斂汗)
원지(遠志)	辛, 苦, 微溫	心, 腎, 肺	안신익지(安神益智), 거담이규(祛痰利竅), 소옹산결(消癰散結)

제15절 평간식풍약(平肝熄風藥)

1. 평간잠양약(平肝潛陽藥)

상충(上衝)된 간양(肝陽)을 평강(平降), 완화, 억제하는 약이다. 간양(肝陽)이 상충(上衝)하면 현운(眩暈), 이명(耳鳴), 두통(頭痛), 면홍(面紅), 목적(目赤), 번조(煩燥), 이노(易怒)의 증상이 나타난다. 또한, 간화(肝火)를 청설(淸泄)하고 진심(鎭心), 안신(安神)하는 등의 효능을 가진다.

본초명	약성	귀경	효능
석결명(石決明)	鹹, 寒	肝	평간잠양(平肝潛陽), 청간명목(淸肝明目)

2. 식풍지경약(熄風止痙藥)

간풍을 평식시키거나 간풍의 내동을 완화 또는 억제하는 약으로 간풍이 내동하여 생기는 추축, 경련 등에 사용한다. 또한, 음허양항(陰虛陽亢)하여 간양(肝陽)을 억제치 못하여 풍(風)이 될 때, 양열(陽熱)이 극성하여 간경(肝經)을 번작(煩灼), 열극생풍(熱極生風)이 될 때, 온사(溫邪)가 오래되어 진음(眞陰)이 손상, 근맥부실(筋脈不實)로 허풍내동(虛風內動)할 때, 풍양(風陽)에 담(淡)이 협잡하여 위로 솟아 전광, 경광, 추축(抽搐)이 될 때, 풍독내습(風毒內濕)으로 내풍(內風)이 일어나 경간추축하는 파상풍증(破傷風證), 오랜 구토, 설사로 비허간성(脾虛肝盛)하여 잠만 자려하며, 대변이 묽고 때로 몸이 뒤틀리는 만비풍증(慢痹風證), 간양(肝陽)에 의한 현운(眩暈)및 간화(肝火)에 의한 목적(目赤)에 활용한다.

본초명	약성	귀경	효능
백강잠(白殭蠶)	鹹, 辛, 微寒	肝, 肺	식풍지경(熄風止痙), 거풍지통(祛風止痛), 화담산결(化痰散結)
천마(天麻)	甘, 平	肝	식풍지경(熄風止痙), 평강간양(平降肝陽)

제16절 개규약(開竅藥)

신(辛), 향(香)이 깊은 곳까지 들어가 통관(通關)하고 개규(開竅)하여 신지(神志)를 살리고 깨어나게 하는 약으로 신지혼미(神志昏迷), 즉 중풍(中風), 열병(熱病), 전간경궐(癲癎驚厥), 칠정울결(七情鬱結), 한울기역(寒鬱氣逆), 사폐심규(邪閉心竅), 신명내폐(神明內閉)로 갑자기 정신을 잃는 증에 활용한다. 일반적으로 구급용으로 일시적으로 사용하며, 신(辛), 향(香)으로 쉽게 날아가므로 환(丸), 산제(散劑)의 형태가 적당하다.

본초명	약성	귀경	효능
석창포(石菖蒲)	辛, 苦, 溫	心, 胃	개규화담(開竅化痰), 성신건뇌(醒神健腦), 화습화위(化濕和胃)

제17절 보허약(補虛藥)

1. 보기약(補氣藥)

보기(補氣)하고 몸의 활동능력을 증강시켜 기허증을 개선하는 약으로 양양(養陽)하고 해독 등의 효능도 겸하고 있다. 보기약은 주로 비(脾), 폐(肺)에 귀경하여 비기허(脾氣虛), 폐기허(肺氣虛)의 증상을 개선하며 대체로 성미가 감(甘), 온(溫)하고, 보중익기(補中益氣)하는 효능이 있다.

본초명	약성	귀경	효능
감초(甘草)	甘, 平	脾, 心, 肺, 胃	보중익기(補中益氣), 윤폐지해(潤肺止咳), 청열해독(淸熱解毒), 완급지통(緩急止痛), 조화약성(調和藥性)
대추(大棗)	甘, 溫	脾, 胃	보중익기(補中益氣), 양혈안신(養血安神), 완화약성(緩和藥性)
백출(白朮)	甘, 苦, 溫	脾, 胃	보기건비(補氣健脾), 조습이수(燥濕利水), 지한안태(止汗安胎)
산약(山藥)	甘, 平	脾, 肺, 腎	익기양음(益氣養陰), 보비폐신(補脾肺腎), 삽정지대(澁精止帶)
인삼(人蔘)	甘, 微苦, 微溫	脾, 肺	대보원기(大補元氣), 보비익폐(補脾益肺), 생진지갈(生津止渴), 안신익지(安神益智)
황기(黃芪)	甘, 微溫	脾, 肺	보기승양(補氣升陽), 생혈행체(生血行滯), 익위고표(益衛固表), 탁창생기(托瘡生肌), 이뇨소종(利尿消腫), 생진지갈(生津止渴)

2. 보양약(補陽藥)

양기(陽氣)를 보하여 양허증(陽虛證)을 개선하는 약으로 장양약(壯陽藥), 조양약(助陽藥)이라고도 부른다. 양허(陽虛)에 의한 증상은 신양부족(腎陽不足)과 밀접한 관계가 있어 보양약(補陽藥)은 주로 신양(腎陽)을 보하는 약물이다.

본초명	약성	귀경	효능
녹용(鹿茸)	甘, 鹹, 溫	肝, 腎	보신조양(補腎助陽), 생정익혈(生精益血), 강근건골(强筋健骨), 조리충임(調理衝任)
두충(杜冲)	甘, 溫	肝, 腎	보익간신(補益肝腎), 강근건골(强筋健骨), 고경안태(固經安胎)
육종용(肉蓯蓉)	甘, 鹹, 溫	腎, 大腸	보신익정(補腎益精), 윤장통변(潤腸通便)
토사자(菟絲子)	甘, 溫	肝, 腎, 脾	보양익음(補陽益陰), 고정축뇨(固精縮尿), 명목지사(明目止瀉)
파극천(巴戟天)	平, 甘, 溫	肝, 腎	보신조양(補腎助陽), 강근건골(强筋健骨), 거풍제습(祛風除濕)

3. 보혈약(補血藥)

보혈작용(補血作用)이 있어 혈허증(血虛證)을 다스리는 약으로 혈허증(血虛證)은 심혈허(心血虛)와 간혈허(肝血虛)를 포괄한다. 혈허는 음허를 유발하기 때문에 혈허에 음허가 겸할 때에는 보혈약에 보음약을 같이 써야 하고, 혈허에 기허가 겸할 때에는 보혈약에 보기약을 가해야 한다.

본초명	약성	귀경	효능
당귀(當歸)	甘, 辛, 溫	肝, 心, 脾	보혈활혈(補血活血), 조경지통(調經止痛), 윤장통변(潤腸通便)
숙지황(熟地黃)	甘, 微溫	肝, 腎	보혈자음(補血滋陰), 익정전수(益精塡髓)
용안육(龍眼肉)	甘, 溫	心, 脾	보심안신(補心安神), 양혈익비(養血益脾)
작약(芍藥)	甘, 苦, 酸, 微寒	肝, 脾	양혈렴음(養血斂陰), 유간지통(柔肝止痛), 평억간양(平抑肝陽)

4. 보음약(補陰藥)

양음생진(養陰生津)하여 음허증(陰虛證)을 다스리는 약으로 양음약(養陰藥)또는 자음약(滋陰藥)이라고도 한다. 폐음허(肺陰虛), 위음허(胃陰虛), 간음허(肝陰虛), 신음허(腎陰虛)를 다스린다.

본초명	약성	귀경	효능
구기자(枸杞子)	甘, 平	肺, 腎	보신익정(補腎益精), 양간명목(養肝明目), 윤폐지해(潤肺止咳)
맥문동(麥門冬)	甘, 微苦, 微寒	肺, 胃, 心	자음윤폐(滋陰潤肺), 익위생진(益胃生津), 청심제번(淸心除煩)
천문동(天門冬)	甘, 苦, 寒	肺, 腎	자음윤조(滋陰潤燥), 청폐강화(淸肺降火)

제18절 수삽약(收澁藥)

1. 고표지한약(固表止汗藥)

산(酸), 삽(澁)으로 수렴작용(收斂作用)이 있고, 기표(肌表)에서 위분(衛分)을 조절하며, 주리(腠理)의 개폐를 관리하여 고표렴한(固表斂汗)하는 효능이 있다. 폐비(肺脾)의 기가 허하거나 위양(衛陽)이 든든하지 않거나 주리(腠理)가 견실하지 않아 진액이 밖으로 빠져나가는 자한증(自汗證)과 폐신음허(肺腎陰虛)로 양(陽)이 성하여 생긴 내열이 진액을 밖으로 쫓아 생기는 도한증(盜汗證)에 응용한다. 마황근(麻黃根) 및 부소맥(浮小麥)이 여기에 속한다.

2. 염폐지해약(斂肺止咳藥)

산(酸), 삽(澁)으로 수렴작용(收斂作用)이 있고, 폐(肺)로 귀경하며, 폐기(肺氣)를 수렴(收斂)하여 지해평천(止咳平喘)하는 효능이 있다. 청폐설화(淸肺泄火), 자음윤조(滋陰潤燥)하는 작용이 있어 기역(氣逆)에 의한 천해(喘咳)나 음허(陰虛)에 의한 노수(勞嗽)에 쓰인다.

본초명	약성	귀경	효능
오미자(五味子)	酸, 溫	肺, 腎, 心	염폐자신(斂肺滋腎), 생진렴한(生津斂汗), 삽정지사(澁精止瀉), 영심안신(寧心安神)

3. 삽장지사약(澁腸止瀉藥)

산(酸), 삽(澁)으로 수렴작용(收斂作用)이 있고, 주로 대장(大腸)으로 들어가 삽장(澁腸)하여, 지사(止瀉), 지리(止痢)하는 효능을 발휘한다. 비신한허(脾腎寒虛)나 구리복통(久痢腹痛)일 때 주로 쓰이며, 약에 따라서 고붕지대(固崩止帶), 삽정지유(澁精止遺)하는 효능을 겸하고 있어서 대하(帶下)가 조금씩 오래 이어질 때, 유정활정(遺精滑精), 유뇨뇨빈(遺尿尿頻) 등에 활용할 수 있다.

본초명	약성	귀경	효능
석류피(石榴皮)	酸, 澁, 溫	胃, 大腸	삽장지사(澁腸止瀉), 살충지통(殺蟲止痛), 고붕지혈(固崩止血)
연자(蓮子)	甘, 澁, 平	脾, 腎, 心	보비지사(補脾止瀉), 익신고정(益腎固精), 양심안신(養心安神)

4. 삽정지유약(澁精止遺藥)

산(酸)으로 수렴수삽(收斂收澁)하고, 감온(甘溫)으로 보허(補虛)하며, 신(腎), 방광(膀胱)으로 귀경하여 보신삽정(補腎澁精), 축뇨지유(縮尿止遺)하는 효능을 나타낸다. 유정활정(遺精滑精), 유뇨뇨빈(遺尿尿頻)등에 응용한다.

본초명	약성	귀경	효능
복분자(覆盆子)	甘, 酸, 微酸	肝, 腎	보신고정(補腎固精), 축뇨지유(縮尿止遺)
산수유(山茱萸)	酸, 澁, 溫	肝, 腎	보익간신(補益肝腎), 삽정축뇨(澁精縮尿), 고경지혈(固經止血), 염한고탈(斂汗固脫)

제3장 방제학(方劑學)

제1절 폐장(肺臟)

처방명	조 성	효 능	적응증	비고
갈근탕 (葛根湯)	갈근, 계지, 마황, 작약, 감초, 생강, 대추	신온해표(辛溫解表) 생진서근(生津舒筋)	태양병으로 목덜미와 어깨 결림, 두통, 땀이 나지 않는 등의 감기 증상	상한론
마행감석탕 (麻杏甘石湯)	마황, 행인, 감초, 석고	청선폐열(淸宣肺熱) 선폐척음(宣肺滌飮) 청열강역(淸熱降逆)	기침으로 인한 숨이 거친 증상, 발열, 갈증 증상이 나타날때. 기침감기, 기관지염 등에 적용	상한론
맥문동탕 (麥門冬湯)	맥문동, 반하, 인삼, 감초, 갱미, 대추	익위생진(益胃生津) 강역하기(降逆下氣)	기침, 가래가 있으며, 입과 인후부의 건조감이 느껴질 때. 만성 기관지염, 만성 인후염 등에 적용	금궤요략
배농산급탕 (排膿散及湯)	길경, 감초, 대추, 작약, 건강, 지실	청열해독(淸熱解毒) 배농소종(排膿消腫)	국소적 화농성 염증으로 발적, 작열감(灼熱感), 동통 등이 나타날 때 배농산증과 배농탕증 모두에 적용	춘림 헌방함
삼소음 (蔘蘇飮)	인삼, 자소엽, 전호, 반하, 갈근, 적복령, 진피, 길경, 지각, 감초, 생강, 대추	익기해표(益氣解表) 이기화담(理氣化痰)	평소에 체질이 허약하고 위장기능이 약한 사람이 감기나 기관지염에 걸려서 발열, 두통, 기침, 가래가 있으며 소화가 잘 되지 않을 때.	화제국방
소시호탕 (小柴胡湯)	시호, 반하, 생강, 황금, 인삼, 감초(자)	화해소양(和解少陽)	소양병으로 한열(寒熱)이 왕래하고 가슴이 그득하여 답답하며 식욕이 없고 심번(心煩)하며 입이 쓰고 목이 마르며 목현(目眩) 등의 증상이 나타날 때	상한론

처방명	조 성	효 능	적응증	비고
소청룡탕(小青龍湯)	마황, 작약, 세신, 건강, 감초, 계지, 오미자, 반하	해표산한(解表散寒) 온폐화음(溫肺化飮)	외한내음증(外寒內飮證)으로 기침, 묽은 가래, 재채기, 콧물, 코막힘 등의 증상이 나타날 때. 기관지염, 기관지천식, 콧물, 담을 수반하는 기침, 비염 등에 적용	상한론
소풍산(消風散)	형개, 감초, 인삼, 백복령, 백강잠, 천궁, 방풍, 곽향, 선퇴, 강활, 진피, 후박	소풍양혈(疏風凉血) 청열제습(清熱除濕)	풍습열사(風濕熱邪)에 의해 피부발진, 가려움증, 분비물이 있는 피부질환 증상이 나타날 때. 습진, 담마진, 아토피성 피부염 등에 적용	외과정종
시함탕(柴陷湯)	반하, 괄루인, 시호, 황금, 황련, 인삼, 감초, 생강, 대추	청열화담(清熱化痰) 화해소양(和解少陽)	감기가 진행되어 발열과 오한이 교대로 있으면서 누렇고 끈적끈적한 염증성 가래, 기침, 흉통 등의 증상이 나타날 때. 기침, 기침으로 인한 흉통에 적용	경험방
시호계지탕(柴胡桂枝湯)	계지, 황금, 인삼, 감초, 반하, 작약, 대추, 생강, 시호	화해소양겸이표산(和解少陽兼以表散)	발열, 오한, 관절통, 두통, 어깨결림 등의 표증에 가슴이 답답하고 구역감이 있는 소양병 증상이 함께 나타날 때	상한론
시호청간탕(柴胡清肝湯)	시호, 당귀, 작약, 천궁, 지황, 황련, 황금, 황백, 치자, 연교, 길경, 우방자, 천화분, 박하, 감초	청사간담실화(清瀉肝膽實火)	간담실화상염증(肝膽實火上炎證)으로 화를 잘 내거나 성격이 급하고 신경질적이며 옆구리가 아프고 식욕부진 등의 증상이 있을 때	일관당
은교산(銀翹散)	금은화, 연교, 박하, 형개, 길경, 담두시, 담죽엽, 우방자, 영양각, 감초	신량투표(辛凉透表) 청열해독(清熱解毒)	온병 초기에 발열, 두통, 인후통 등 감기 및 염증성 질환으로 나타나는 증상	온병조변
인삼패독산(人蔘敗毒散)	인삼, 시호, 전호, 강활, 독활, 지각, 천궁, 적복령, 감초	익기해표(益氣解表)	몸이 허약한 사람이 땀이 나지 않으며 오한, 발열, 두통, 관절통, 기침, 가래 등의 증상을 나타낼 때	소아약증직결

처방명	조 성	효 능	적 응 증	비고
패독산 (敗毒散)	강활, 독활, 시호, 전호, 자소엽, 창출, 갈근, 길경, 형개, 방풍, 적복령, 지각, 진피, 천궁	산한거습(散寒祛濕) 이기해표(理氣解表)	몸이 허약하지 않은 사람이 발열, 두통, 경미한 부종, 사지동통 등 감기 몸살증상을 나타낼 때	소아약증직결

제2절 비장(脾臟)

처방명	조 성	효 능	적 응 증	비고
곽향정기산 (藿香正氣散)	곽향, 백출, 복령, 반하, 후박, 진피, 길경, 대복피, 자소엽, 백지, 자감초	방향거습(芳香祛濕) 해표화중(解表和中)	오한, 발열, 두통, 가슴 막힘 등의 감기증상과 구역, 구토, 복통, 설사 등 위장병 증상이 함께 나타날 때.	화제국방
반하사심탕 (半夏瀉心湯)	반하, 황금, 건강, 인삼, 감초, 대추, 황련	화중제습(和中除濕) 조리비위(調理脾胃)	소화불량증으로 트림, 팽만감, 가슴이 답답하고 맺힌 듯 단단한 것이 느껴지는 증상. 심하비경(心下痞硬)이 주 적응증임	상한론
삼령백출산 (蔘苓白朮散)	인삼, 산약, 백출, 복령, 감초, 연육, 길경, 의이인, 백편두, 축사	보기건비(補氣健脾) 승청강탁(升淸降濁)	식욕부진, 피로, 권태, 소화불량, 식후 급성설사, 만성설사 등 위장 허약증상	화제국방
안중산 (安中散)	감초, 모려, 복령, 사인, 현호색, 회향, 계지, 고량강	온중산한(溫中散寒) 지통지구(止痛止嘔) 제산(除酸)	허약한 사람으로 권태감, 소화불량, 오심, 구토, 신트림, 속쓰림, 경련성 복통 등이 있을 때. 비위허한증이 주 적응증임. 신경성위염, 만성위염 등에 적용	화제국방
연라환 (連蘿丸)	도인, 향부자, 오수유, 천궁, 치자, 황련, 내복자, 봉출, 산사육, 신곡, 청피, 익지인, 개자, 삼릉	소적개울(消積開鬱)	옆구리 통증, 소화불량, 곽란, 신트림 등 식체증상이 있을때. 기체식적(氣滯食積)이 주 적응증임	동의보감

처방명	조 성	효 능	적응증	비고
오령산 (五苓散)	백출, 복령, 택사, 계지, 저령	이수삼습(利水滲濕) 온양화기(溫陽化氣)	갈증, 부종, 설사, 구토, 소변량 감소 등의 방광기화불리로 인한 축수증이 나타날 때. 설사, 위장염, 차멀미 등에 적용	상한론
위령탕 (胃苓湯)	감초, 건강, 대추, 백출, 복령, 작약, 진피, 창출, 택사, 후박, 계지, 저령	거습화위(祛濕和胃) 행기이수(行氣利水)	갈증이 나며 구토, 복통, 복부팽만, 설사, 부종, 소변량 감소 등이 나타날 때. 급만성 장염, 소화불량, 일사병에 따른 위장질환증상 등에 적용	화제국방
향사평위산 (香砂平胃散)	창출, 진피, 향부자, 지실, 곽향, 후박, 사인, 목향, 감초	조습화위(燥濕和胃) 행기제만(行氣除滿)	복부팽만, 복통, 구토, 설사, 신트림 등이 나타날 때. 급만성 위염, 소화불량 등에 적용	만병회춘

제3절 간장(肝臟)

처방명	조 성	효 능	적응증	비고
고본환정환 (固本還睛丸)	천문동, 맥문동, 생지황, 숙지황, 인삼, 백복령, 서여, 구기자, 우슬, 결명자, 행인, 감국, 토사자, 지각, 영양각, 서각, 방풍, 청상자, 오미자, 감초, 황련, 백질려, 천궁	보신명목(補腎明目) 수승화강(水升火降)	안구 건조, 눈의 피로, 눈이 침침하고 충혈 등이 나타날 때	동의보감

제4절 심장(心臟)

처방명	조 성	효 능	적응증	비고
가미귀비탕 (加味歸脾湯)	당귀, 용안육, 산조인, 원지, 인삼, 황기, 백출, 백복신, 목향, 감초, 생강, 대추, 산치자, 시호	건비익기(健脾益氣) 양심영신(養心寧神) 청간해울(淸肝解鬱)	허약체질로 혈색이 나쁜 사람의 빈혈, 불면증, 정신불안, 건망증, 심계항진 등의 증상 기상충증(氣上衝證), 흉고(胸苦)	제생방
가미온담탕 (加味溫膽湯)	반하, 진피, 지실, 백복령, 죽여, 황금, 노근, 감초, 황련, 맥문동, 생강, 대추	청열거담(淸熱祛痰) 조화담위(調和膽胃)	– 스트레스로 의한 소화불량으로 구토, 구역과 신경성기침 증상 – 교감신경 및 중추신경 흥분으로 인한 불면, 불안, 심계항진 증상	의종금감
거풍지보단 (祛風至寶丹)	활석, 감초, 석고, 황금, 길경, 방풍, 천궁, 당귀, 적작약, 대황, 마황, 박하, 연교, 망초, 형개, 백출, 치자, 인삼, 숙지황, 황백, 황련, 강활, 독활, 천마, 세신, 전갈	해표(解表) 이수(利水) 청열해독(淸熱解毒) 순기해울(順氣解鬱) 사하(瀉下)	비만 체질로 손발 저림, 마비, 의식장애 및 고혈압 환자의 만성 두통 증상	선명론방
당귀수산 (當歸鬚散)	당귀미, 적작약, 오약, 향부자, 소목, 홍화, 도인, 육계, 감초	활혈화어(活血化瘀) 이기지통(理氣止痛)	타박상으로 인하여 가슴, 복부, 옆구리가 아픈 증상	의학입문
반하백출 천마탕 (半夏白朮 天麻湯)	반하, 진피, 복령, 백출, 천마, 감초	건비제습(建脾除濕) 화담식풍(化痰熄風)	위장이 허약한 사람의 두통, 어지럼증, 오심, 구토 증상	의학심오

처방명	조 성	효 능	적 응 증	비고
반하후박탕 (半夏厚朴湯)	반하, 후박, 복령, 생강, 소엽	조기강역(調氣降逆) 조습거담(燥濕祛痰)	인후부에 이물감이 있어 뱉으려 해도 나오지 않고 삼키려해도 넘어가지 않아 괴롭고 불편한 매핵기(梅核氣) 증상이 주요 목표임. 매핵기 증상을 수반하는 인후염, 편도선염, 기관지염 등에 적용	금궤요략
산조인탕 (酸棗仁湯)	복령, 감초, 지모, 천궁, 산조인	양심안신(養心安神)	자율신경실조증, 불면증, 어지럼증, 가슴 두근거림, 건망증, 불안, 초조 등의 증상	금궤요략
삼황사심탕 (三黃瀉心湯)	대황, 황련, 황금	사화해독(瀉火解毒) 조습설열(燥濕泄熱) 사하(瀉下) 지혈(止血)	얼굴색이 붉고 흥분을 잘하며 열이 심하여 가슴이 답답하고 구취, 구갈, 변비, 불면, 눈충혈, 안저출혈, 코피, 객혈, 혈뇨 증상	금궤요략
시호가 용골모려탕 (柴胡加 龍骨牡蠣湯)	시호, 반하, 용골, 황금, 생강, 인삼, 계지, 모려, 복령, 대추, 대황	청열안신(淸熱安神) 평간잠양(平肝潛陽)	가슴이 답답하고 놀라기를 잘하며 깊은 잠을 못자고 꿈이 많으며 불면, 두통, 변비, 소변량 감소 증상. 고혈압에 수반되는 신경증, 갱년기 신경증, 소아야제증 등에 적용	상한론
오적산 (五積散)	창출, 마황, 진피, 후박, 길경, 지각, 당귀, 건강, 백작약, 백복령, 백지, 천궁, 반하, 계피, 감초, 생강, 총백	온중산한(溫中散寒) 이기화습(理氣化濕) 보혈활혈(補血活血) 신온해표(辛溫解表) 통락조경(通絡調經)	만성이면서 증상이 심하지 않은 위장염, 요통, 신경통, 관절통, 월경통, 두통, 갱년기장애, 감기 증상	화제국방

처방명	조 성	효 능	적 응 증	비고
우황청심원 (牛黃淸心元)	산약, 감초, 인삼, 포황, 신곡, 서각, 대두황권, 관계, 아교, 백작약, 맥문동, 황금, 당귀, 방풍, 백출, 시호, 길경, 행인, 백복령, 천궁, 영양각, 사향, 용뇌, 백렴, 건강(포), 대추, 금박	화담개규(化痰開竅) 청열해독(淸熱解毒) 진경(鎭痙)	심계항진, 호흡곤란, 정신불안, 두통, 불면증, 인사불성 증상. 뇌졸중, 고혈압 증상에 적용	화제국방
자감초탕 (炙甘草湯)	자감초, 생강, 계지, 맥문동, 대추, 마자인, 인삼, 아교, 생지황	양심음(養心陰) 보심양(補心陽)	체력이 허약한 사람으로 가슴이 답답하고 두근거리며, 움직이면 숨이 차서 호흡이 곤란하고 피로한 증상	상한론
천왕보심단 (天王補心丹)	생지황, 당귀신, 천문동, 맥문동, 백자인, 산조인, 인삼, 현삼, 백복신, 두충, 원지, 오미자, 길경	자음청열(滋陰淸熱) 양혈안신(養血安神)	심계항진, 불면증, 건망증, 꿈이 많고 가슴이 답답하며 입이 마르고 손발바닥이 화끈거리며 식은 땀, 불안초조 등의 신경이 쇠약해진 증상	세의득효방
황련해독탕 (黃連解毒湯)	황련, 황금, 황백, 치자	청열사화(淸熱瀉火) 해독(解毒) 청열화습(淸熱化濕) 지혈(止血)	- 전신에 고열이 나며 입이 마르고 얼굴이 붉고 눈이 충혈되며 불안, 초조, 불면, 구취 등의 증상. - 열이 성해서 생기는 여러가지 출혈증, 발진 등의 증상.	외대비요

제5절 신장(腎臟)

처방명	조 성	효 능	적응증	비고
갈근탕가 천궁신이 (葛根湯加川芎辛夷)	갈근, 마황, 생강, 대추, 계지, 작약, 감초, 천궁, 신이	신온해표(辛溫解表)	땀이 나지 않고 누런 콧물, 코 막힘, 머리가 무겁고 뒷목이 뻐근한 증상. 축농증, 만성 비염 등에 적용	상한론
궁귀교애탕 (芎歸膠艾湯)	천궁, 아교, 감초, 애엽, 당귀, 작약, 건지황	보혈조경(補血調經) 안태(安胎) 지혈(止血) 자음(滋陰)	자궁출혈, 월경과다, 임신 중 하혈, 산후출혈, 혈뇨 등의 내출혈 증상	금궤요략
당귀작약산 (當歸芍藥散)	백작약, 천궁, 택사, 당귀, 적복령, 백출	보혈(補血) 산한(散寒) 이수(利水) 조경(調經)	만성 두통, 어지러움증, 빈혈, 부종, 요통, 사지냉감, 냉증 등의 증상. 월경불순, 불임증, 갱년기장애, 산후 회복 등에 적용	금궤요략
보중익기탕 (補中益氣湯)	황기, 자감초, 인삼, 백출, 당귀, 진피, 승마, 시호	보기건비(補氣健脾) 승양거함(昇陽擧陷) 감온제열(甘溫除熱)	체력 저하, 육체적 및 정신적인 피로로 권태, 무력감이 생기고 손발이 무거울 때	비위론
사물탕 (四物湯)	당귀, 천궁, 백작약, 숙지황	보혈활혈(補血活血) 조경(調經)	혈허(血虛)로 안색이 나쁘고 광택이 없다, 피부가 거칠고 윤기가 없다, 눈이 침침하다, 눈이 피로하다, 눈이 건조하게 느껴진다, 휘청거린다, 동계가 있고 사지마비감, 근긴장 및 근경련 등이 있다, 여성인 경우는 월경기간이 연장되고 월경량이 적으며 무월경 등이 나타날 때	화제국방

처방명	조 성	효 능	적 응 증	비고
소건중탕 (小建中湯)	계지, 대추, 작약, 생강, 감초, 교이	온중보허(溫中補虛) 유간완급(柔肝緩急)	비허(脾虛) 또는 기혈(氣血)이 허한 사람의 복통 : 안색이 좋지 않다, 활발하지 못하다, 약간 피로해한다, 입이 짧다 등의 증상. 가끔 배가 아프고 따뜻하게 하거나 눌러주면 좀 낫는 것 같은 증상이 나타날 때. 또 소변을 자주 보고 소변량은 적으며 땀을 잘 흘림, 가슴이 두근거림 등의 증상이 나타날 때.	상한론
십전대보탕 (十全大補湯)	인삼, 백출, 백복령, 감초, 숙지황, 백작약, 천궁, 당귀, 황기, 육계	기혈쌍보(氣血雙補) 온양거한(溫陽祛寒)	병후 체력저하, 피로권태, 식욕부진, 수족냉증, 빈혈, 현기증, 이명, 월경불순, 월경통 등의 증상	화제국방
쌍화탕 (雙和湯)	백작약, 숙지황, 황기, 당귀, 천궁, 계지, 감초	조중익기(調中益氣) 양혈보허(養血補虛)	허로(虛勞)하여 힘이 없고 팔다리가 권태로우며 한열(寒熱)이 왕래하고 움직이면 숨이 가쁘고 얼굴이 누렇고 헛배가 부르고 식욕이 없으며 허한(虛汗)이나 도한(盜汗) 등의 증상이 나타날 때	화제국방
용담사간탕 (龍膽瀉肝湯)	용담, 시호, 택사, 목통, 차전자, 적복령, 생지황, 당귀, 치자, 황금, 감초	청사간화(淸瀉肝火) 청리습열(淸利濕熱)	– 간담화왕(肝膽火旺), 간화상염(肝火上炎)으로 인한 두통, 눈 충혈, 안통(眼痛), 구고(口苦), 난청(難聽), 이명(耳鳴), 가슴이 답답함, 두근거림, 불면, 뇨적(尿赤) 등의 증상. – 배뇨통(排尿痛), 빈뇨(頻尿), 음부습진, 대하 등의 증상	의종금감

처방명	조 성	효 능	적 응 증	비고
육미지황탕 (六味地黃湯)	숙지황, 산수유, 산약, 목단피, 백복령, 택사	자보간신(滋補肝腎) 청허열(淸虛熱) 이습(利濕)	피로하기 쉽고, 요량감소 또는 다뇨이며 때로는 구갈이 있는 사람의 배뇨곤란, 빈뇨, 부종, 가려움증 등의 증상	소아약 증직결
자음강화탕 (滋陰降火湯)	백작약, 당귀, 숙지황, 천문동, 백출, 맥문동, 생지황, 진피, 지모, 황백, 감초	자음강화(滋陰降火)	– 조열(潮熱), 도한(盜汗), 기침, 권태감, 갈증, 마른기침 또는 진한 가래, 변비, 호흡이 가쁘다 등의 폐음허(肺陰虛) 증상 – 발열감, 어지러움증, 도한, 허리와 무릎에 힘이 없다 등의 음허화왕(陰虛火旺) 증상	만병회춘
형개연교탕 (荊芥連翹湯)	당귀, 작약, 천궁, 지황, 황련, 황금, 황백, 치자, 연교, 감초, 형개, 방풍, 박하, 지각, 백지, 길경, 시호	청열사화(淸熱瀉火) 해독(解毒) 지혈(止血)	발열, 통증, 염증을 수반하는 이비인후과질환. 만성비염, 만성편도선염, 중이염, 축농증 등에 적용	일관당